清肠道

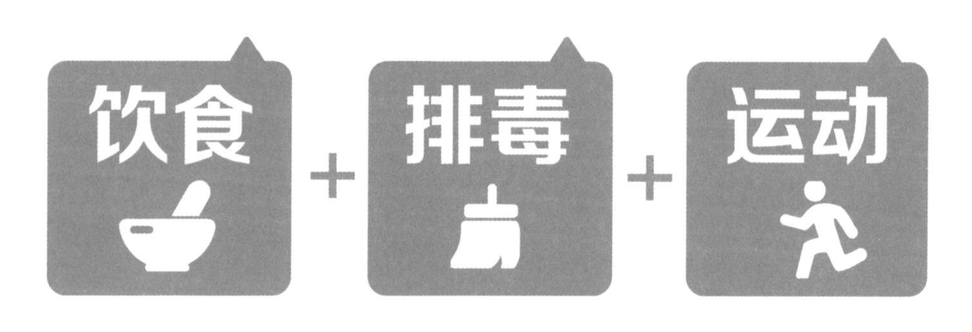

赵迎盼 编著

中国轻工业出版社

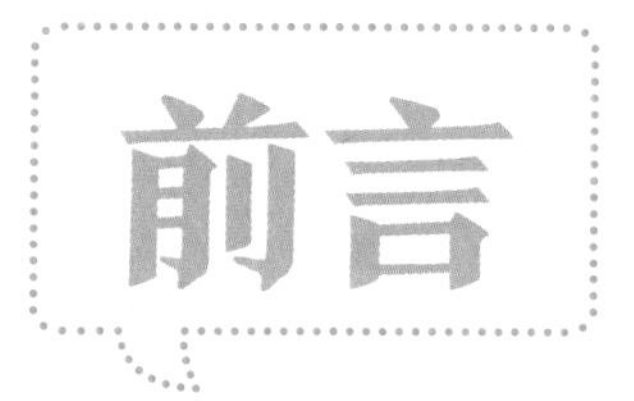

生活中，我们常听人说胃痛、腹痛，但很少会提及肠道如何。其实，肠道是消化道中一个特别重要的器官，可以通过日常排便、排气的状态来了解它。

人体肠道包括小肠和大肠，此外肠内还有肠液及肠道菌群，它们各自分工明确，协同合作，共同完成食物的消化、吸收和排便这一过程，肠道菌群则主宰着肠道的健康。人体70%的免疫力来自肠道，95%以上的感染性疾病和消化道有关，因此，肠道的健康和人的整体健康息息相关。掌握肠道知识，能更好地守护肠道，让身体更健康。

肠道正常运行时，人体才可以从食物中高效地吸收营养物质。它不仅影响身体内部器官的健康，还与皮肤及身材有着很大关系。肠道健康时，身体代谢正常，人就会皮肤光滑、身材匀称、神采奕奕；反之，肠道有问题时，人的面部会出现疹、痘等问题，腰、腹更容易肥胖或体形消瘦，容易疲劳，气色不佳。此外，在疫情可能长期存在的当下，有较强的免疫力显得更为重要，肠道的维护和调养对免疫力的调节也极为重要。

清肠道不是一蹴而就的事情，养护肠道，可从饮食调养、生活习惯、运动按摩等方面来进行。本书系统地讲述了肠道的功能，并结合实例给出了维护肠道健康、缓解肠道不适的方法，简单易行，希望对读者朋友们有所帮助。

目录

第一章
“肠瘦”才能长寿

第二章
肠道喜欢的食物

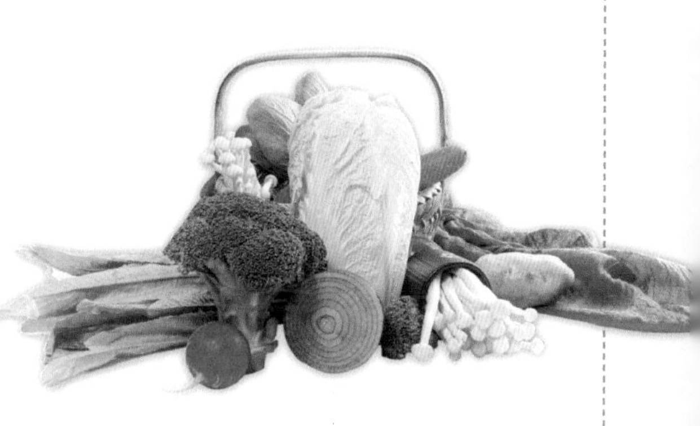

第三章 常见的肠道问题及调理

第四章 肠道细菌的秘密

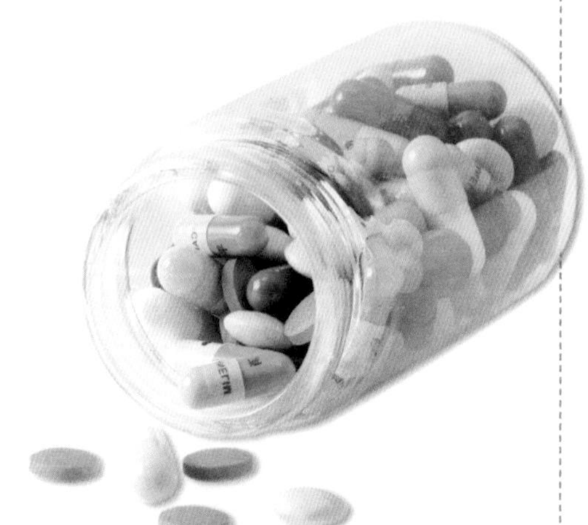

第五章
粪便和屁是健康的晴雨表

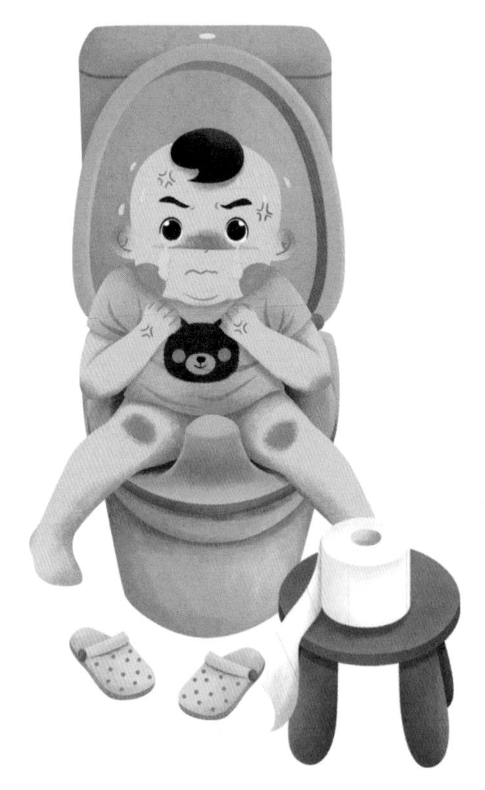

第六章 肠道检查很有必要

第七章 常见的肠道疾病

第八章 中医调理肠道

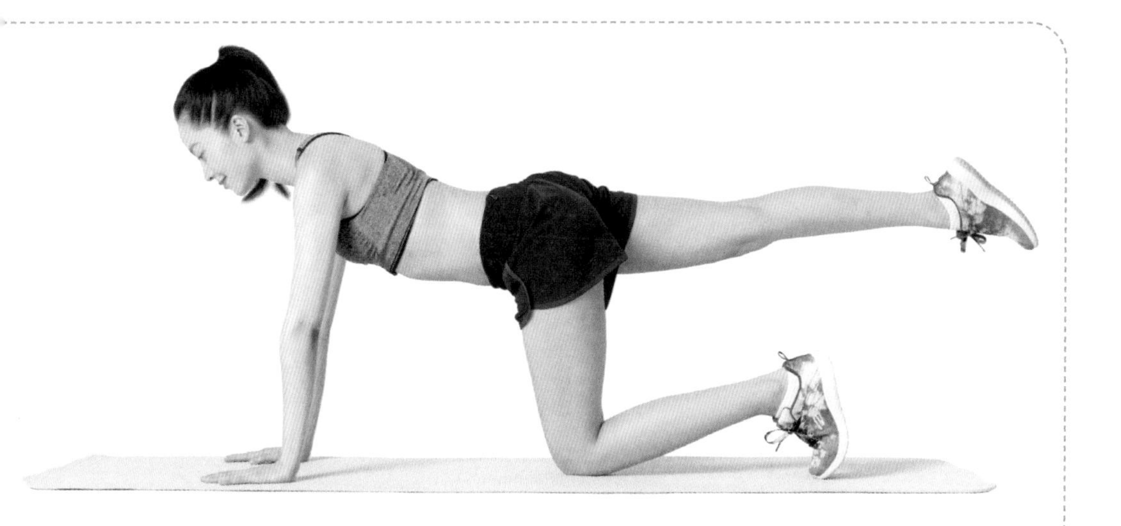

第九章
运动调理肠道

清肠道

饮食 + 排毒 + 运动

第一章

“肠瘦”才能长寿

肠道是人体最大的微生态系统，其能否保持年轻状态，直接关乎人的生活质量与寿命。当肠道功能受到影响时，人会出现面色蜡黄、腹部突出、精力下降等问题。只有肠道健康，身体才能获得充足的营养，才会肌肤光滑、体态轻盈、心情愉悦。

001招 不可思议的“肠识”

肠道是从幽门至肛门的消化管，在肚子里弯曲回旋。人的肠道包括小肠和大肠，此外肠内还有肠液及肠道菌群。它们各自分工明确，协同合作，共同完成食物的消化、吸收和排便这一过程。

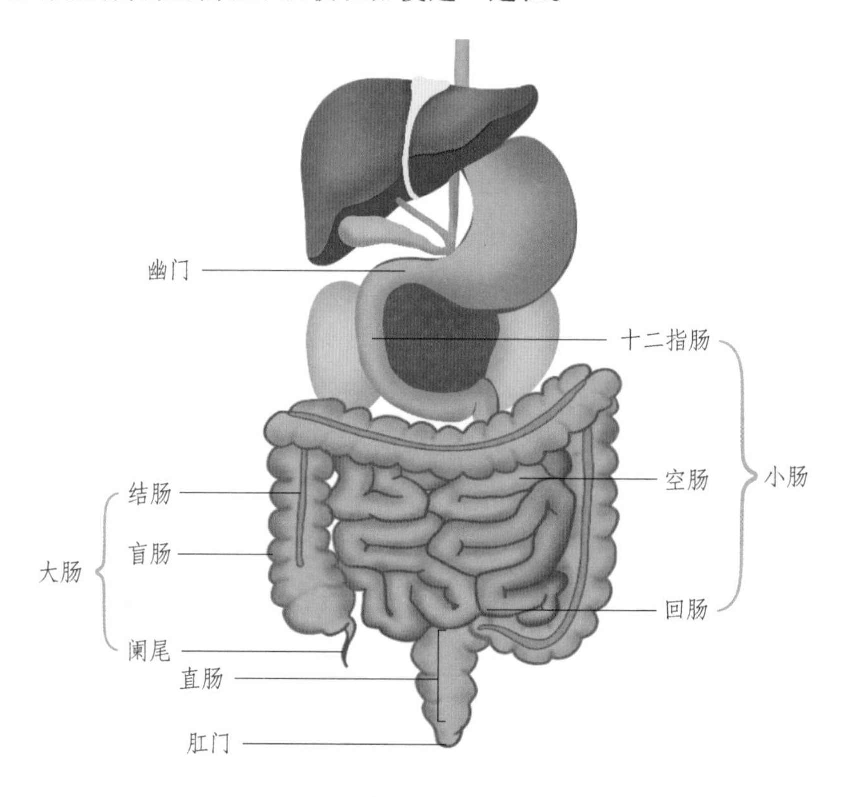

成人的肠道全部展开，面积相当于1个标准网球场的大小

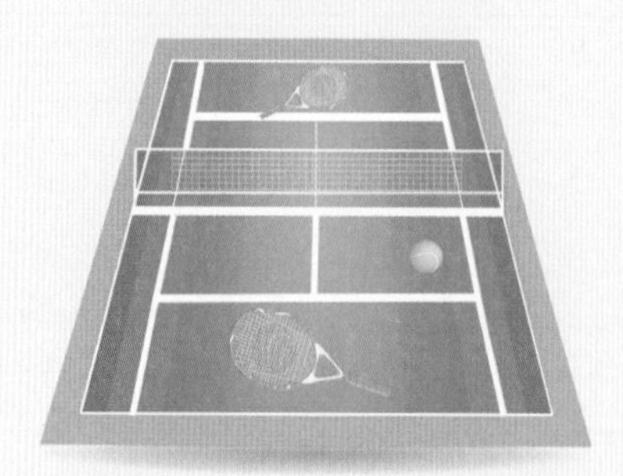

肠道是消化管中最长的一段，成人的肠有6~8米，里面有很多褶皱，如果将这些褶皱全部展开，总面积可达200~400平方米，相当于1个标准网球场的大小。小肠的内表面长满了细小的绒毛，上面布满了微小的细胞，为小肠消化和吸收食物提供了有利条件。

002招 小肠吸收营养

小肠上接胃，下接大肠，分为十二指肠、空肠和回肠三个部分。小肠长5~7米，内表面有许多突起。

小肠是食物消化吸收的主要场所，食物在小肠内停留的时间为3~8小时，同时，小肠也是内分泌和免疫的重要器官。

胃收纳食物并经过初步的分解、吸收，推送到小肠。小肠通过蠕动搅拌食物颗粒，进行机械性消化；同时与分泌液、胰酶和胆汁等混合，进行化学性消化。两种消化结合，完成对营养物质的吸收，再由小肠黏膜将营养物质通过血液输送至全身。

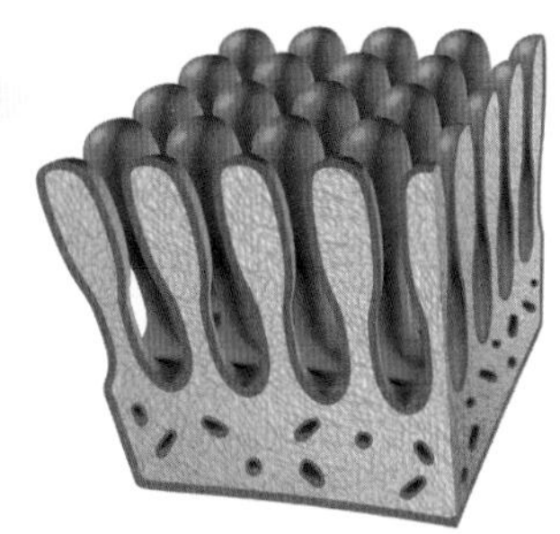

小肠内壁有许多绒毛，可以让小肠吸收面积增大近600倍

003招 大肠排泄废物

大肠上接小肠，下通肛门，是消化道的末段，分盲肠、结肠与直肠三部分，其中结肠又分为升结肠、横结肠、降结肠和乙状结肠，成人大肠全长约1.5米。大肠不像小肠那样蜿蜒曲折，它像一个厚重的画框套在小肠四周。

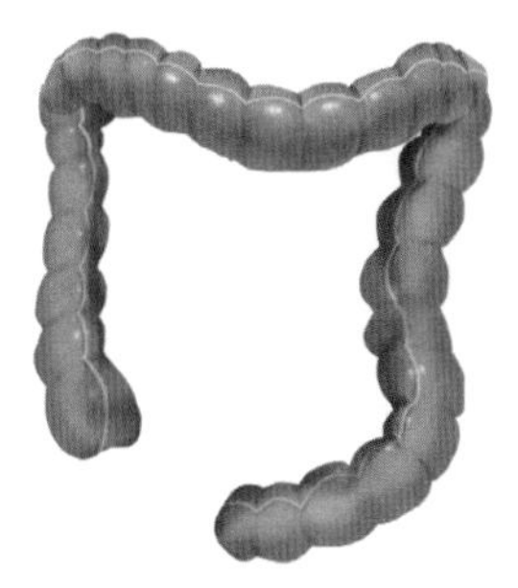

大肠功能失常会导致便秘或腹泻

大肠里面有多种肠道菌群，辅助小肠吸收水分和矿物质等物质；另一方面，大肠负责临时储存消化完的食物残渣，并将残渣转化为粪便，进入大肠末端的直肠，引起便意，在大脑神经的共同作用下进行排便。

004招 肠液负责营养转化

肠可以分泌肠液，小肠液由小肠黏膜中的小肠腺分泌，大肠液由大肠黏膜表面的柱状上皮细胞及杯状细胞分泌。

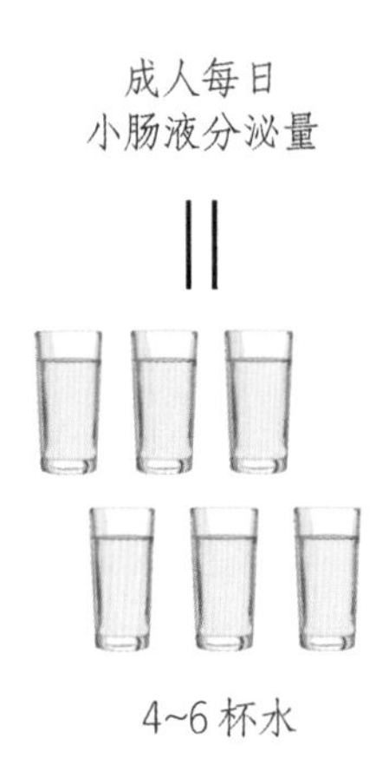

小肠液的作用主要是进一步分解碳水化合物、脂肪、蛋白质等物质，使这些营养便于人体吸收；小肠液另一个作用是保护肠黏膜免受机械性损伤和胃酸的侵蚀。正常情况下，成人每天的小肠液分泌量在 1000~3000 毫升，饮水和进食都会刺激小肠分泌小肠液。

大肠液则为黏稠性液体，呈中性，受机械性刺激而分泌，主要作用是通过黏膜蛋白保护肠道黏膜和润滑粪便，对食物残渣的输送及粪便的形成起作用。肠液分泌过多或过少都会对身体造成不利影响。

005招 肠道菌群主宰肠道健康

顾名思义，肠道菌群就是肠道内的各种细菌，这里面有三个关键词：肠道、菌、群。微生物学家给了肠道菌群一个通俗易懂的定义：生存在人的肠道里的大量细菌构成的集体。

肠道菌群分为有益菌、有害菌和条件致病菌三类。胃肠道的细菌数量约占人体总细菌量的 95%，人体的肠道内有 100 万亿个细菌，比人体细胞还多，这些细菌的总重量为 1 千克左右。它们不断进行着新陈代谢，其“喜怒哀乐”会影响人体方方面面。

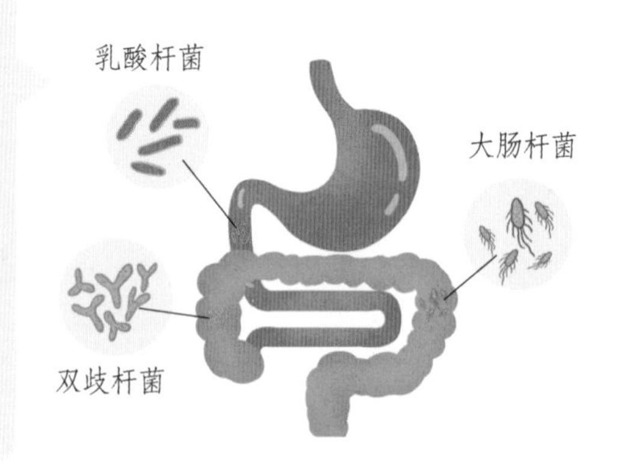

006招 人体最大的“加油站”

如果一个人按寿命 70 岁、日常生活中每天摄入的食物和水重量约 2 千克来计算，每人一生大约需要吃掉 50 吨食物，相当于 17 头大象的重量。而这些食物都需要由食管进入胃部，再到肠道进行处理。

维持人体运转所需的营养物质的 99% 由肠道吸收，其中人体必需的多种维生素需要肠道有益菌合成。

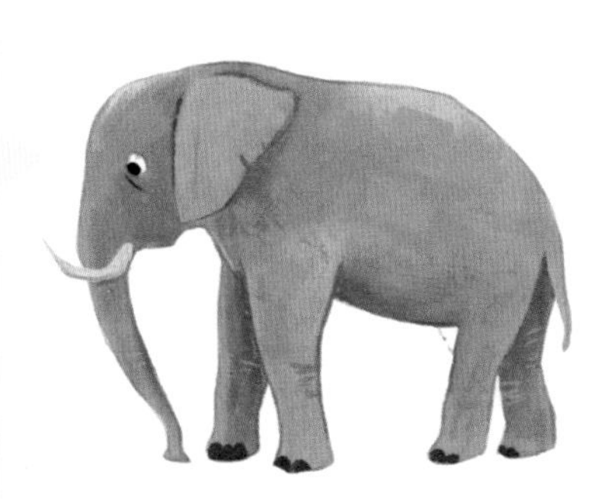

50 吨食物约等于 17 头大象的重量

007招 人体最大的免疫器官

肠道内有几百种、近 100 万亿个肠道细菌，集中了人体 60%~70% 的免疫细胞，是身体免疫的“主战场”。肠道功能健全，营养吸收好，身体的生理功能才能正常发挥。

当肠道菌群协调时，肠道的淋巴细胞能制造免疫球蛋白，破坏和灭活细菌、病毒、真菌以及寄生虫来保护黏膜。

肠道可以清除外来的部分病原体，并产生免疫记忆，这是身体获得免疫力的主要方式。

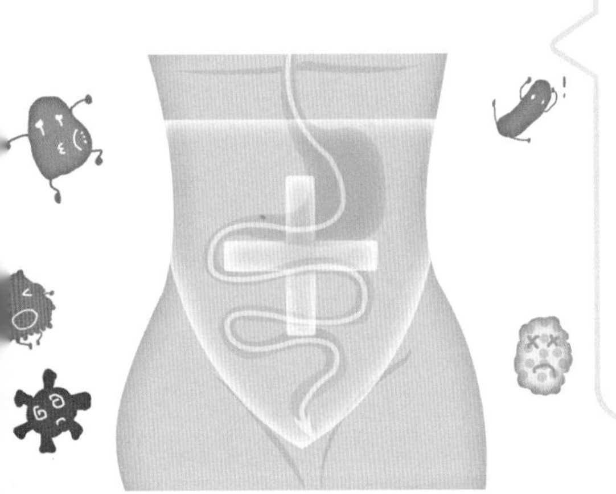

肠道掌管着人体 70% 左右的免疫力

008招 人体最大的“排污厂”

人体80%的毒素和饮食中难以消化的食物残渣，都由肠道排出体外。一个人一生中肠道需要排出约4000千克粪便。

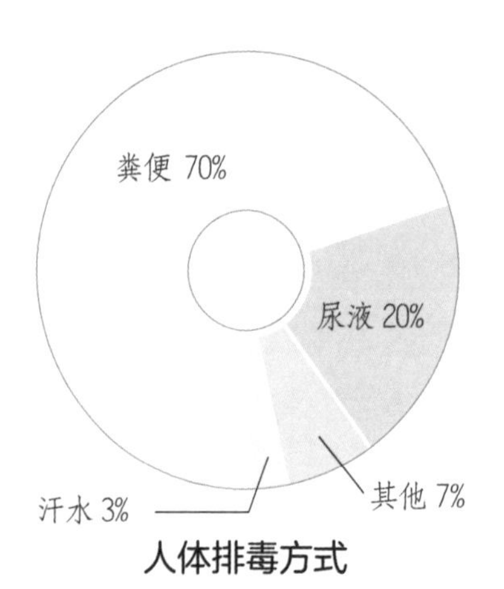

人体排毒方式

肠道是人体最大的排毒器官，担负了人体大部分的排毒任务。在排毒的同时，它还担负着抵御疫病的重任。

人体排毒的方式有排便、排尿、排汗及其他。

009招 人体第二个“大脑”

肠道是人的“第二大脑”，也会有信息的传递，独立地感知、接收信号，并做出相应反应等。

越来越多的科学研究发现，肠道不仅仅有消化吸收的作用，还通过大量的神经束与大脑连接。例如，肠道将饱腹、恶心等感觉传递到大脑，大脑同时也会发出不同的信号调节肠道反应，并且大脑会将肠道感觉到的信息进行存储，以备将来的决策。

人体内大约95%的血清素都存在于肠神经系统之中，血清素可以预防抑郁，调节睡眠、食欲和体温，还有助于肝脏和肺部细胞的修复等。

人体内几乎每一种有助于大脑运作和控制的物质，都同样被发现于肠道中。人的肠道与其情绪、心理健康息息相关。

010招 不良生活习惯伤肠道！

肠道有一定的自愈能力。人的体质不同，或者是后天的生活方式不同，都会导致肠道的自愈能力有强弱之差。很多我们习以为常的生活习惯都在对肠道造成损害。便秘、腹泻是生活中最常见的肠道问题。

重口味

有口味偏咸、喜食油腻、无肉不欢、吃新鲜蔬菜和水果较少、喜食生冷等饮食习惯，会造成胃肠负担过重、肠道菌群紊乱，导致身体出现肥胖、腹泻等问题。

运动不足

久坐、久卧使得胃肠蠕动减少，肠道运化功能失调，引起消化不良、便秘等问题。学生、上班族需要注意，定时起身做做运动。

晚饭时间太晚，或吃夜宵

通常睡觉前 4 小时不建议进食，如果晚上吃夜宵，还摄入过多难以消化的肉类，肠道得不到休息，不仅影响睡眠质量，而且会对胃肠动力造成不良影响。

精神压力过大

长期精神紧张会导致下丘脑功能紊乱，进而影响器官功能，出现肠道紊乱等问题，表现为食欲不振、消化动力不足等。

环境污染

化工产品、农药等污染大气、水源、土壤等，通过生物的循环进入人体，会造成急性食物中毒或者对胃肠产生慢性危害。

滥用药物

某些抗生素会在杀死有害菌的同时，也杀死肠道中的有益菌群，导致胃肠菌群失调。

含大黄、决明子、番泻叶等成分的“降火药”，长期服用会产生耐药性，引发电解质紊乱、肠道炎症甚至结肠癌等。

011招 冰箱不是保险箱

如今，基本家家户户都有冰箱，很多长辈喜欢用它囤积食物；不少年轻人平时没时间做饭，周末会买很多放在冰箱以备平时不时之需，冰箱里的食物很容易搁置太久。

冰箱，比马桶还脏

有调查表明，冰箱是家里仅次于浴室的“污染重地”，平均每平方厘米竟有 12900 个细菌，细菌数量远超马桶。

冰箱里面的低温环境可以有效抑制细菌滋生和繁殖，但是，冰箱不是保险箱，有一些细菌如耶尔森菌、李斯特菌等，在低温条件下同样可以大量繁殖，如果食用了受感染的食物，就会引发肠道问题，因此冰箱需要经常清洗。

食物在冰箱内也有保质期

通常情况下，冷冻时间越长，食物的营养被破坏得越多，并且口感也会变差。冰箱冷冻层的温度一般是 -18℃，在冰箱正常使用情况下，食物冷冻贮藏期限最好不要超过 3 个月。

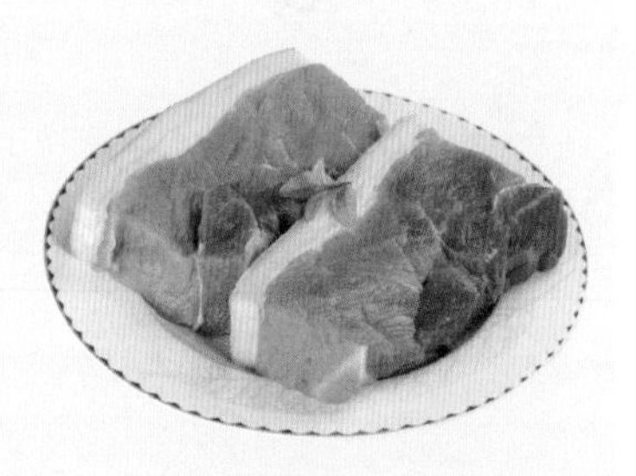

生肉经过反复解冻，细菌会增多

家用冰箱冷冻是缓慢冷冻，不能将细菌、病毒杀死，食物在冰箱中存放太久会导致细菌和寄生虫滋生。

放入冰箱的食品	冷冻（-18℃）保质期	冷藏（4~8℃）保质期
鸡肉	少于 90 天	少于 2 天
鱼肉	少于 180 天	少于 2 天
猪肉、牛肉等	少于 90 天	少于 2 天
自制水饺	少于 90 天	少于 3 天

熟食最好是现做现吃，剩菜放入冰箱时最好用保鲜膜包好，一般超过 24 小时就不建议再吃了。

012招 这样喝水护肠道

摄入水分的多少与肠道的健康息息相关，通常我们最直观的体会就是饮水过少会导致尿液发黄、便秘、口臭等症状。适量喝水、喝对水有助于肠道代谢。

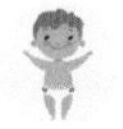

1~2岁：1300毫升
（奶/食物+饮水，其中饮奶量为400~600毫升）

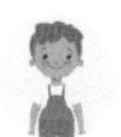

2~3岁：600~700毫升

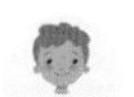

4~5岁：700~800毫升

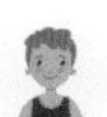

5~7岁：800毫升

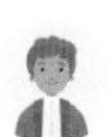

7~10岁：1000毫升

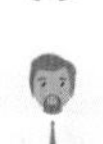

成人：1500~1700毫升

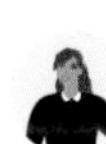

哺乳期女性：2100毫升

一天饮水多少才算适量

饮水量不是越多越好，过量饮水会导致肠道蠕动速度过快，身体电解质流失。《中国居民营养膳食指南》建议每日摄入总液体量①如左图。

注①：每日摄入总液体量为饮水、牛奶以及蔬果等食物中的水分总量。

选择饮用水种类

白开水、矿泉水：可以促进人体对矿物质的吸收，是我们最应该喝的水。

茶水和咖啡：可以调节血管的舒张和收缩状态，减轻血管硬化的程度，但它们所含的咖啡因也有一定刺激性，建议每天摄入量不超过300毫升。

牛奶：含有丰富的营养，但是不能以牛奶代替饮水，那样的话人体所需的很多元素都会超量，会造成肥胖，对心血管也不好。成人每日摄入牛奶量以300毫升为宜。

需要注意的是，市场上常见的饮料大都含有很高的能量及较多的甜味剂或糖分，不能当水饮用。

013招 吃好早餐，唤醒肠道活力

肠道的规律运动依赖于三餐定时定量，而适量、适时的早餐是一天饮食的开端。

不吃早餐会导致午餐进食过多，晚餐时间容易推迟。如果早餐进食过多，也会导致午餐食欲减退，间接导致晚餐进食过多。

早餐最佳时间是早上 7~9 点，传统的早餐如一碗加鸡蛋、蔬菜的面条可以满足上午的营养需求，在早餐和午餐的中间，可以适量摄入牛奶或一些水果、坚果类零食等。

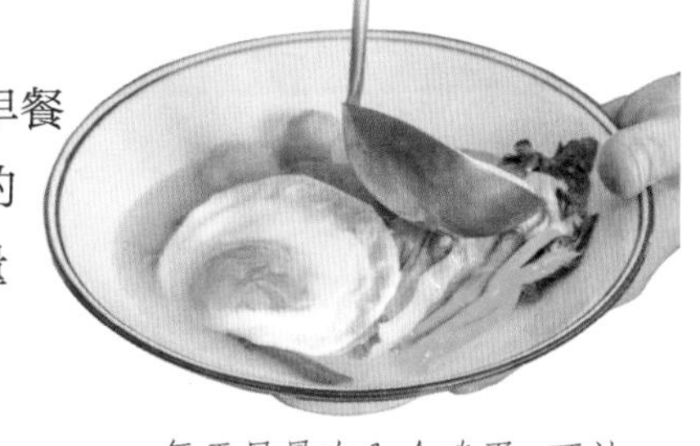

每天早晨吃 1 个鸡蛋，可补充优质蛋白质

014招 营养午餐，肠道能量足

午餐可以安排在吃完早餐的 4~5 小时后，午餐不仅可以补充上午消耗的能量，而且还提供人体下午所需的能量。合理进食午餐，可以使肠道代谢更充分，营养吸收更全面。

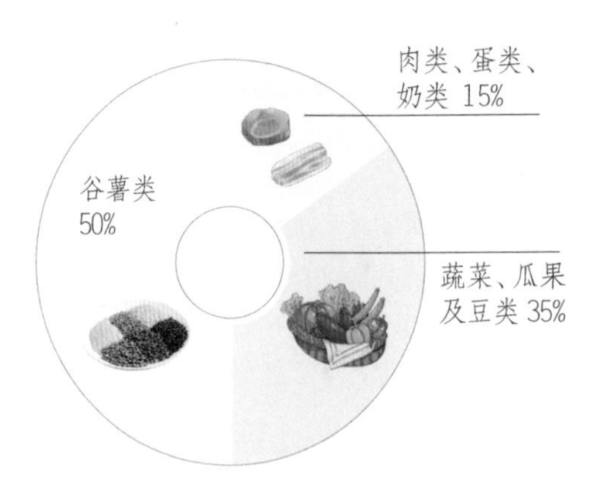

午餐建议吃七成饱，最佳午餐进食比例，谷薯类约占 50%，蔬菜、瓜果及豆类约占 35%，肉类、蛋类、奶类等约占 15%。

015招 晚餐从简，肠道负担轻

晚餐最好在晚上 8 点前吃完，因为晚餐后 3 小时是肠道消化运转的时间，如果进食太晚，肠道会在入睡后继续工作，影响肠动力，也不利于清除肠道里面的有毒物质和食物残渣。

晚餐不宜摄入过多蛋白质食物，因为晚餐后活动量减少，过多的蛋白质难以消化会滞留于肠道中，产生硫化铵等有害物质，刺激肠壁，增加肠癌发生风险。

晚餐宜选择脂肪少、易消化的食物，比如杂粮粥、米饭、蔬菜、豆类、菌菇等素食，也可以吃一些做法清淡的炒肉片、丸子汤等，尽量不要吃难以消化的煎炸类纯肉食食物。

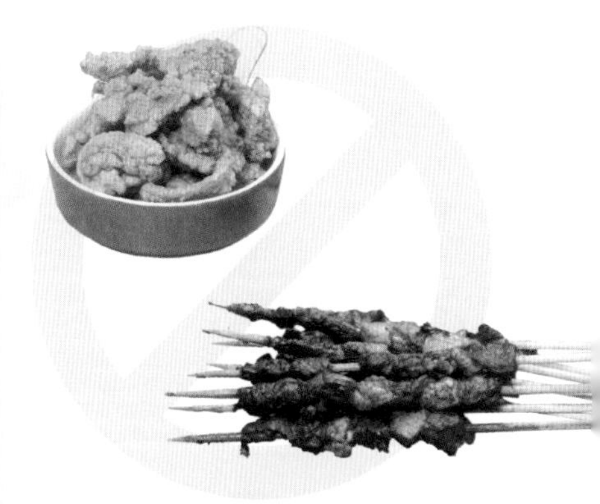

经常食用炭烤类、油炸类食物，会增加胃肠负担，不利于健康

016招 荤素搭配，肠道不累

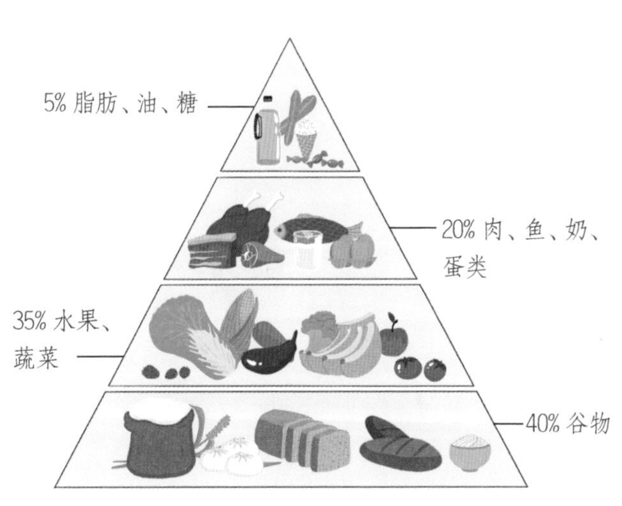

合理的膳食结构，可以使机体获得均衡的营养，蛋白质、碳水化合物、脂肪、维生素、矿物质等多种营养物质适量、全面地摄入，有利于维持正常体重。

摄取食物多样化，还有利于保持良好肠道微生态。长期偏食会导致菌种比例失调，容易引发过敏及肠道疾病。

017招 不留宿便肠健康

排便可以代谢毒素，不留宿便是保持健康的方法之一。正常情况下，人排便以一天 1 次为最佳，一般超过 3 天才排便，并且有排便困难、大便干燥的情况就需要引起注意。

有研究表明，粪便长时间存于肠内，容易造成肠道功能下降，消化功能也会受到影响。经常便秘的人，在排便过程中还可能导致血压上升。

宿便会产生毒素

肠道内的宿便经发酵后会产生毒素，令人腹部胀满、食欲不振，导致面部色素不正常沉着，出现黄褐斑、痤疮、皮疹等。

宿便阻碍身体吸收营养

宿便会影响小肠绒毛活力，从而影响身体的营养吸收。

宿便导致肥胖

宿便还会将小腹撑大，并挤压内脏，导致肥胖，并伴有疲乏、贫血、劳累、失眠、焦虑等症状，使生活质量大大降低。

宿便易导致习惯性便秘

宿便压迫肠壁，刺激肠黏膜，肠蠕动变慢，容易导致习惯性便秘和顽固性便秘。

当排便不畅时，可以晨起喝一杯温水，适当增加饮水量；增加膳食纤维的摄入，比如适当多食新鲜的蔬菜等；增加运动量的同时不要吃辛辣、刺激、寒凉食物。若无明显改善，则需要去医院就诊。

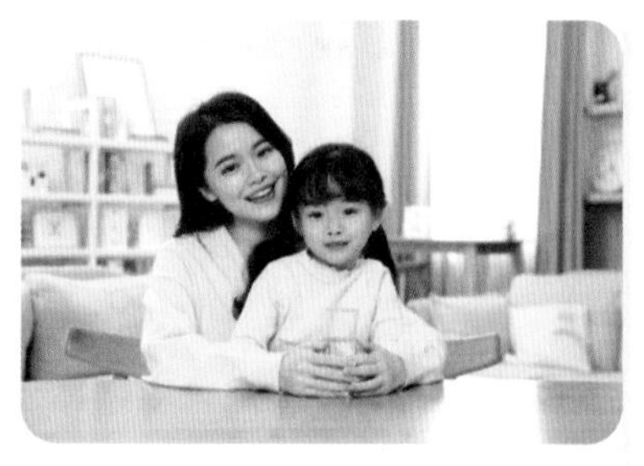

晨起喝一杯温水，有助于改善便秘

018招 万病始于肠

医学之父希波克拉底2000年前说过“万病始于肠”。肠道出现问题，可以导致多种疾病，如过敏、哮喘、糖尿病、肥胖、类风湿性关节炎、慢性疲劳综合征、皮肤问题和癌症等。

肠道有数量庞大的菌群，这些细菌负责食物营养的转化与吸收，对食物中的致病菌、病毒等产生屏障作用，同时还可以消除毒素。肠道细菌还能调控身体的炎症，降低罹患多种慢性病的风险。

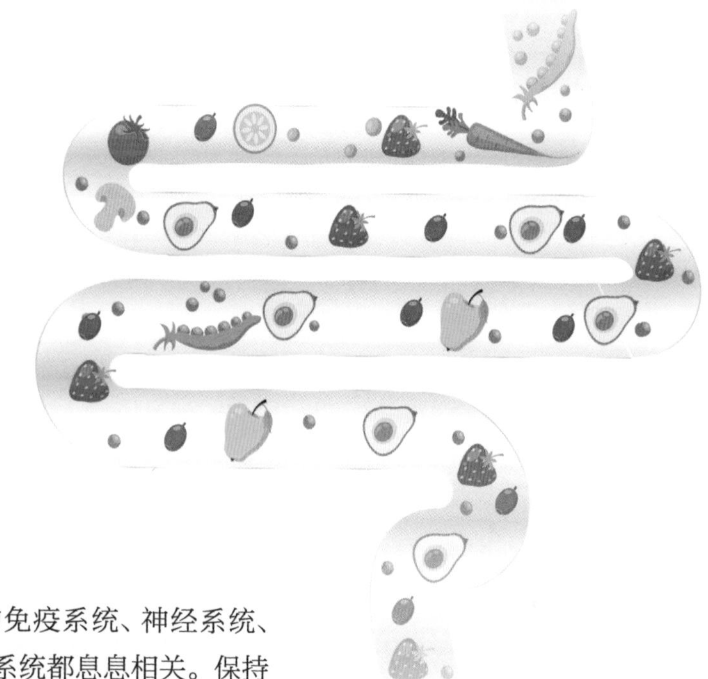

肠道与我们身体的免疫系统、神经系统、血液循环系统及内分泌系统都息息相关。保持肠道的健康与活跃，是保证身体健康的基础。

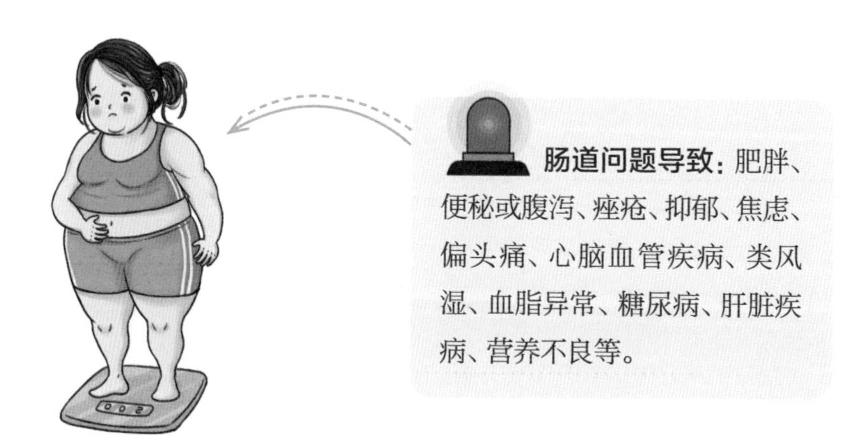

肠道问题导致：肥胖、便秘或腹泻、痤疮、抑郁、焦虑、偏头痛、心脑血管疾病、类风湿、血脂异常、糖尿病、肝脏疾病、营养不良等。

019招 测测你的肠道年龄

肠道是人体重要的消化器官，也是人体最大的排毒器官，因此，肠道的状态决定了人的容颜和美丽。你的肠道是否健康，你的肠道“老不老”，或许能在下面的自测题中找到答案。

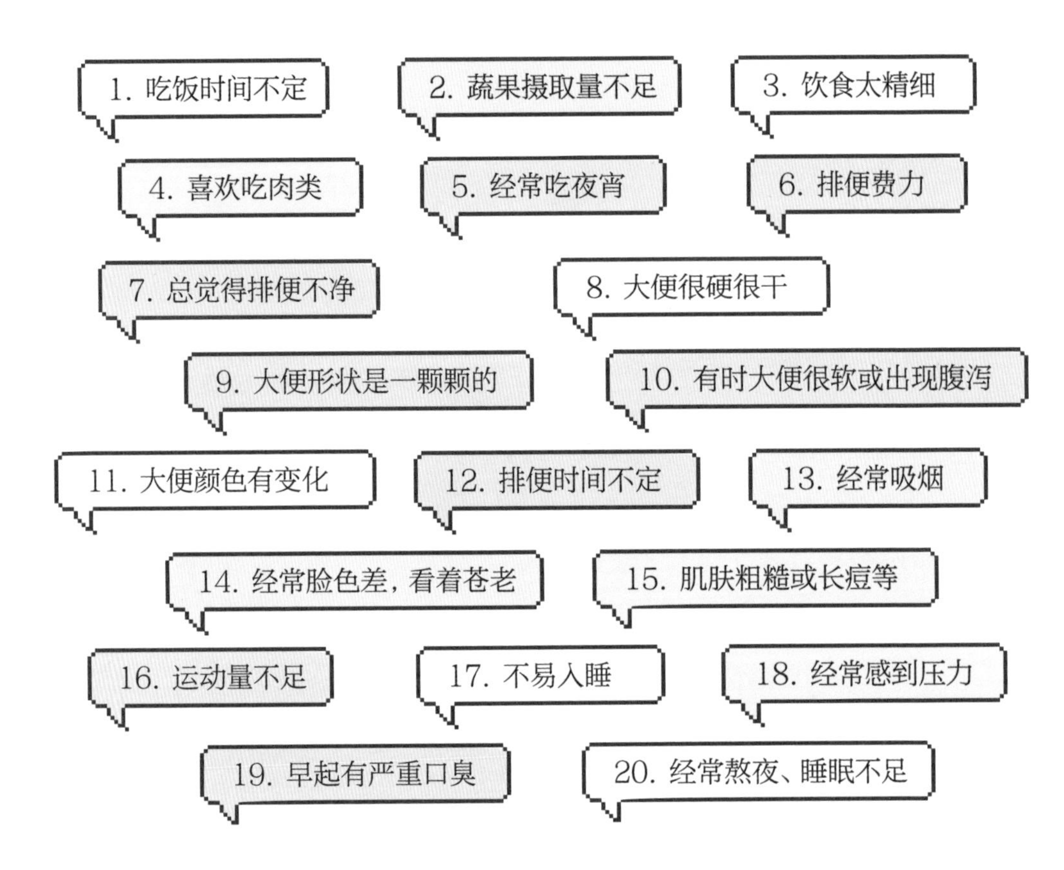

20 个选项中选择 0 项，说明肠道年龄比实际年龄年轻，是理想状态；选择 4 项以下，肠道年龄 = 实际年龄 + 5 岁，肠道年龄比实际年龄稍高一点，要注意肠道健康；选择 5~10 项，肠道年龄 = 实际年龄 + 10 岁，肠道已有老化情况，要注意饮食及作息调理；选择 11~15 项，肠道年龄 = 实际年龄 + 20 岁，肠道已老化并走下坡路，要彻底改变饮食及生活习惯；选择 16 项以上，肠道年龄 = 实际年龄 + 30 岁，肠道健康状况非常糟糕，提醒你需要寻求医生的帮助了。

020招 肠年轻，人就年轻

人的健康程度不完全由年龄决定，很大一部分取决于肠道健康。肠道健康的人会呈现以下特点，看起来显年轻。

免疫力好

在肠道内有益菌多的情况下，较为活跃的免疫细胞可以杀灭有害菌，减少致病菌及病毒的侵入，从而使患病概率大大降低。即使偶有发病，也能很快痊愈。

记忆力好

好记性并不专属于年轻人，如果肠道能得到很好的保养，有助于保持良好的记忆力。肠道健康，吸收营养及运转能力强，脑部也能获得充足的营养，有助于保持大脑细胞活跃和代谢。

精神状态好

肠道被称为人的“第二大脑”，不仅影响肠道蠕动、血液流速、消化液和多种激素分泌，还会影响心理活动。肠道健康，菌群有序，会使大脑更容易感受愉悦和积极的情绪。

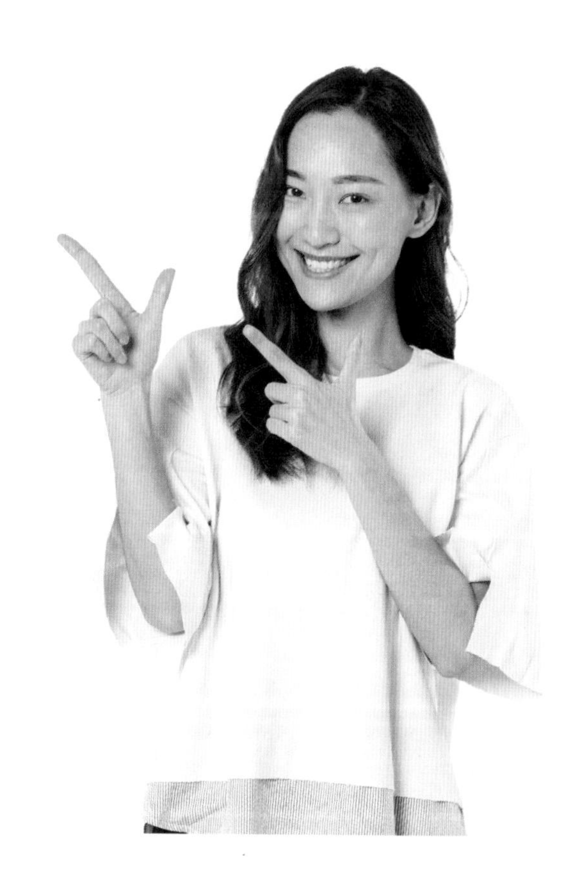

皮肤状态好

肠道活力比较好，肠道内的废物可以及时排出，血液就会比较干净，体内毒素较少，就会使面部看起来更光洁，极少出现痤疮、面色暗沉等肌肤问题。

021招 老年人：饮食调理

老年人容易因肠道菌群失衡出现消化不良、胃酸、胀气、腹泻等问题。重视肠道的养生和保健有利于祛病延年，使老年人安享晚年生活。

老年人护肠道，饮食上需要注意：一是饮水，饮用洁净的水，每天摄取充足的水分，有利于软化粪便。二是宜食用熟软的食物，促进肠道消化吸收及排泄。三是注意适量增加富含膳食纤维的食物摄入，如薯类、蔬菜、海带、苹果等，促进消化。

最后，尤其要注意不让身体受凉，每天进行不少于30分钟的运动。

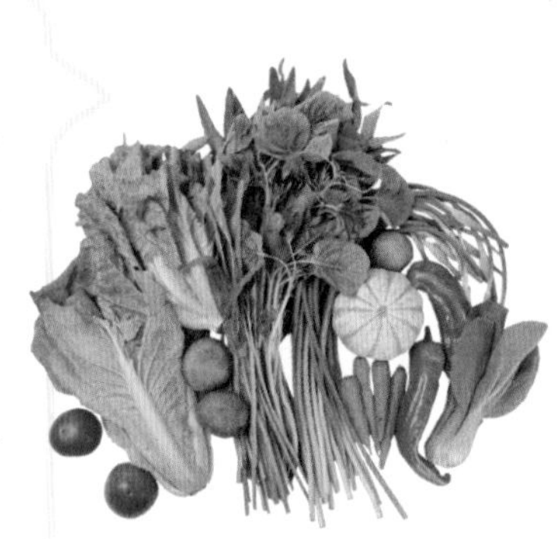

022招 上班族：加强运动

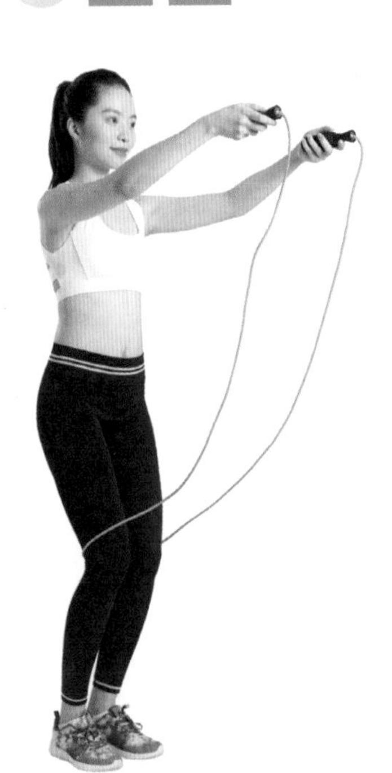

对上班族来说，引发肠道问题的原因主要是吃饭不规律、作息不规律、精神压力大等。饮食不规律，胃肠功能紊乱，胃液、肠液分泌失调，对胃肠黏膜造成伤害，很容易引发胃肠溃疡。另外，憋大便的习惯也会导致习惯性便秘。

除了需要坚持合理的饮食，上班族还需要加强运动。工作之余培养1~2项运动类的爱好，可以有效增强身体免疫力，如跳绳、打羽毛球、游泳等，都可以增强肠胃功能。

023招 年轻人：重视体检

很多年轻人喜欢熬夜，饮食上口味偏重。不健康的生活作息及饮食习惯都会对肠道造成损害。

定期体检很重要。很多年轻人对自己的身体有种盲目的自信，总觉得自己很年轻，不会有什么大问题，就忽视了定期体检，或在身体出现不适时不及时就诊。

历年来，癌症等重大疾病患者中年轻人比例逐渐增加是个值得注意的问题。

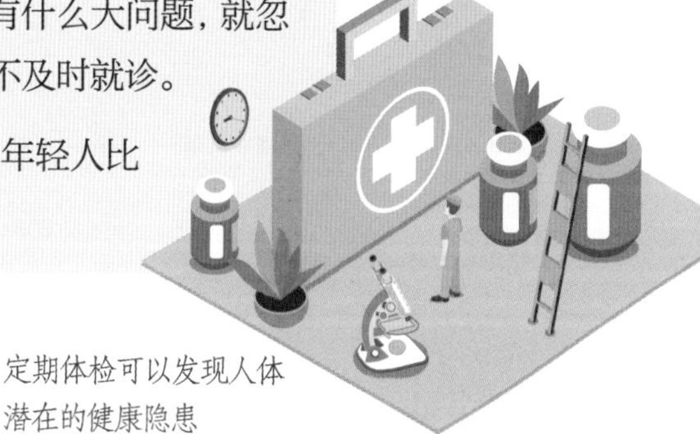

定期体检可以发现人体潜在的健康隐患

024招 保护儿童：适度清洁

胎儿生活在无菌环境里，出生后会经历一个菌群建立的过程。

一些有害菌会藏在婴儿奶瓶或水杯吸管里，人工喂养的宝宝需要注意喂养工具的清洁，定期进行煮洗或紫外线消毒。小宝宝喜欢啃咬玩具，容易摄入玩具上的有害物质，引发一系列肠道问题。

有的家庭会大量使用消毒剂等，过度清洁也不利于宝宝免疫系统的建立。多带宝宝接触大自然，有利于宝宝免疫系统的发育。接触自然环境较多的宝宝更不易过敏，身心也更健康。

清洁过度会导致儿童免疫力下降

清肠道

饮食 + 排毒 + 运动

第二章

肠道喜欢的食物

保护肠道最重要的是吃合适的食物。中医讲“药食同源”，当身体出现不适，用药治疗往往会对身体产生一定的不良反应，而食疗则能达到药物所不能达到的效果。从理论上说，大部分慢性病都能够通过饮食疗法调养，与药物协同作用使身体渐渐恢复健康。

025 招 膳食纤维，肠道的“扫把”

种类	食物名称	膳食纤维（克/100克）
谷薯类	魔芋精粉	74.4
	玉米糁(黄)	3.6
豆类	黄豆	15.5
	青豆	12.6
蔬菜和药食两用植物	枸杞子	16.9
水果	番石榴	5.9
	椰子	4.7
菌藻	松蘑(干)	47.8
	冬菇(干)	32.3
	木耳(干)	29.9

膳食纤维虽不能被小肠吸收，但是可以“饲养”肠道微生物，肠道微生物酵解膳食纤维产生的产物，可以帮助肠道保持健康，使肠道不易被感染。

膳食纤维能吸水溶胀，增加食糜的体积，可以促进肠道蠕动和消化液的分泌，促进体内毒素的排出，降低大肠癌等肠道疾病的发病风险。

正常成年人建议每日摄入膳食纤维 25~35 克，包括全谷物、薯类、蔬菜和杂豆。

026 招 益生菌，肠道“卫士”

肠道菌群分为有益菌、中性菌和有害菌。益生菌属于有益菌，起到对抗有害菌的作用，多种乳酸杆菌和双歧杆菌属于益生菌。益生菌有助于平衡肠道菌群，维持肠道健康，起到调节便秘和腹泻的作用。

日常生活中，可以经常摄入含有益生菌的发酵食物，益生菌含量较多的代表性食物是一些发酵食品，如奶酪、纳豆、豆豉、酸奶等。

027招 益生元，调理肠道菌群

益生元是可以促进益生菌生长的营养素，能够调理肠道菌群使其保持均衡。常用益生元以低聚糖类物质为主。低聚糖含量较高的食物有芦笋、小麦、洋葱、大蒜、香蕉等。

果胶可以为肠道中的有益菌提供能量，促进有益菌的繁殖和生长，果胶含量较多的水果有苹果、橘子、红心柚等。

低聚糖可以提供双歧杆菌和乳酸菌等益生菌生长所需要的营养物质，抑制某些有害菌的大规模繁殖，创造较为健康的肠道环境，降低罹患肠道息肉和大肠癌的风险。

每天食用 1 个苹果可降低患肠道癌症风险

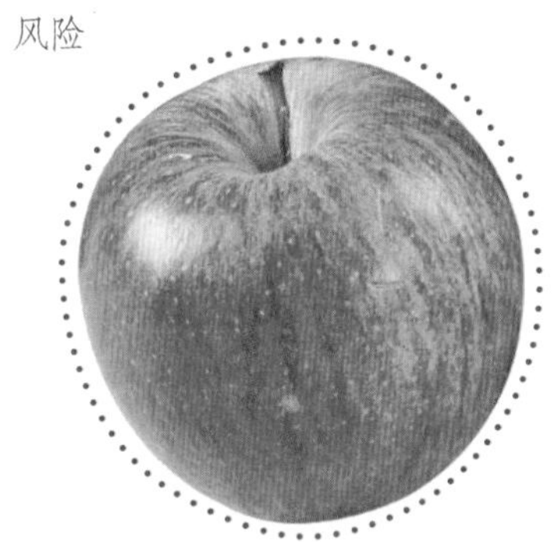

028招 B族维生素，排毒小能手

B 族维生素可以增强胃肠蠕动，促进体内废物及毒素的排出。肠道吸收的毒素进入肝脏，会加重肝脏的负担，而 B 族维生素对肝细胞有修复功能，有利于排毒。

富含 B 族维生素的食物

分类	代表性食物	特点
维生素 B_1	葵花子、花生米、松子、大豆，带皮的全谷类食物如胚芽米等；番茄、橘子、香蕉、葡萄、梨等水果；猪瘦肉、鸡肝等	水溶性维生素
维生素 B_2	蘑菇、海带、紫菜、动物肝脏、鸡蛋、鳝鱼、河蟹等	动物肝脏及蛋黄、乳类食物含量较多
维生素 B_6	蛋黄、小麦胚芽、酵母、动物内脏、瘦肉、奶、大豆、香蕉、花生米、核桃等	人体内某些辅助酶的组成成分，参与多种代谢反应
维生素 B_{12}	动物肝脏、肉类、蛋类、牡蛎等	只有动物性食物中才含有

029招 酶，促进肠道代谢

酶即俗称的“酵素”，是一类催化剂，可以有效促进胃肠的新陈代谢，实现营养和能量转换等许多催化过程。酶可以调节菌群平衡，改善肠道菌群状况。

大多数酶由蛋白质构成，不同种类的酶可以促进不同营养的分解与吸收，对食物中较难消化的蛋白质、脂肪等分解与吸收有很大的作用。另外，酶还可以启动人体排毒功能，对排出体内积存的毒素效果显著。

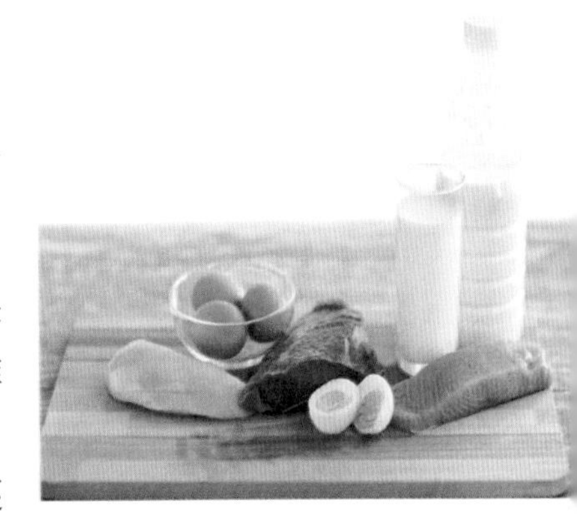

一般情况下不需要专门补充酶，尤其是不要随意服用市场上打着补充酶的名义来推广的口服酶制品。蛋白质是酶的主要构成物，均衡膳食是最健康的补充酶的方式。另外，还需要补充一些维生素，因为维生素是酶的辅酶，能辅助活化酶。

030招 硒元素，清除自由基

有研究表明，身体缺乏硒元素，更易患肠炎等疾病，适当地补充硒元素，有助于一些肠道疾病的治疗，改善肠道菌群，提高肠道免疫力。

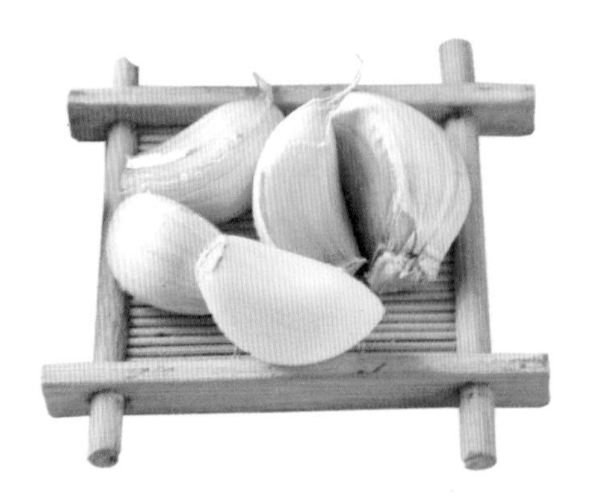

含硒元素较高的食物有牡蛎、蛋类、大蒜、魔芋、鱿鱼干、海参干、贻贝、松蘑等，也可以遵医嘱适当服用补硒制剂。

031招 糙米：调节免疫力

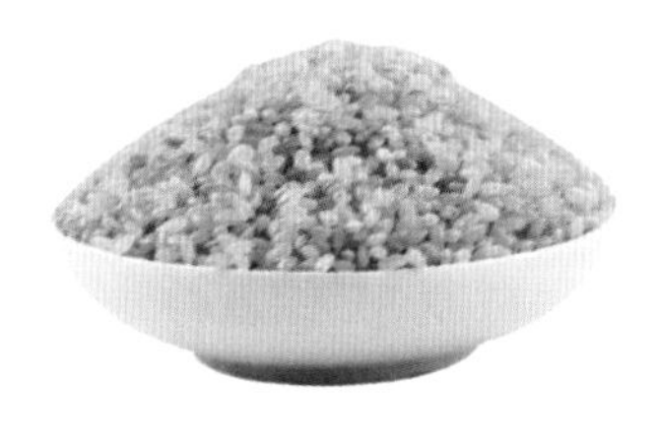

清肠功效

糙米是一种脱壳后不加工或加工较少的全谷粒米，与大米相比颜色偏黄，糙米的米糠层中含丰富的膳食纤维，有助于胃肠蠕动，对胃病、便秘、痔疮等消化道疾病有一定食疗效果。

糙米中的蛋白质、维生素含量都优于精米白面，能调节人体免疫功能，促进血液循环，不仅可以加速肠道蠕动，还有利于预防心血管疾病和贫血。

清肠吃法

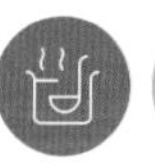
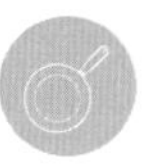

蒸制 煮粥 炒制

主要营养素

蛋白质、碳水化合物、维生素、膳食纤维等

炒制的糙米泡水可以做成糙米茶，每天饮用可以使排便通畅。

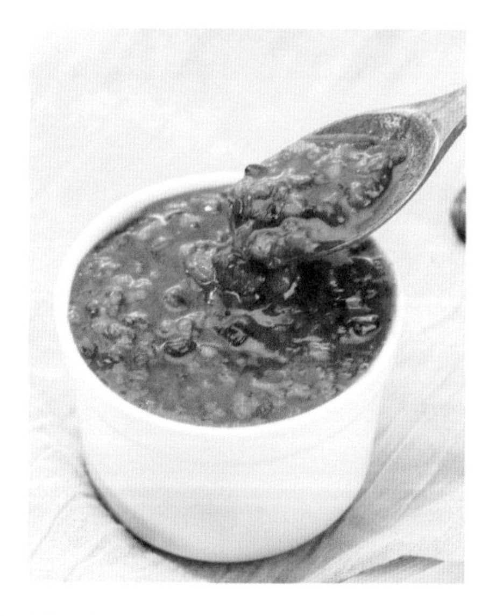

杂粮粥

原料：糙米、红豆、糯米、黑米各 30 克。

做法：❶将备好的食材用清水洗净，浸泡8 小时。❷把浸泡好的食材放入高压锅内，加入适量清水，高压锅焖煮 1 小时即可。

032招 荞麦：消毒抗炎

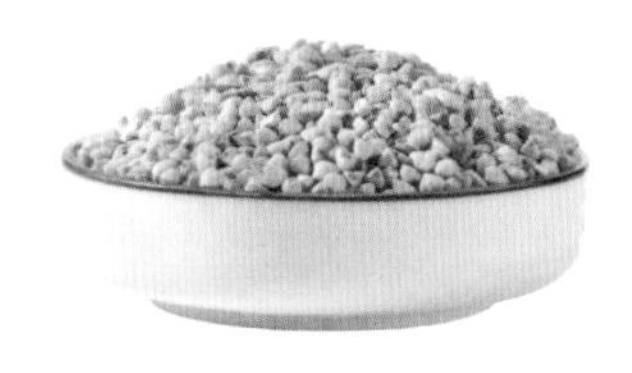

清肠吃法

 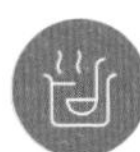 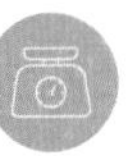

蒸制 煮粥 磨粉

主要营养素

赖氨酸、膳食纤维、B 族维生素、磷、铁、镁、钾、锌等

清肠功效

中医认为荞麦性凉，味甘，有健脾益气、开胃宽肠、消食化滞的功效。

现代医学认为荞麦含有丰富的膳食纤维，能促进肠道蠕动，起到润肠通便的作用。荞麦本身能量比较低，而且含有水溶性膳食纤维，能够吸水膨胀，增加饱腹感，帮助控制过多能量的摄入，有调理肥胖的作用。

但是也要注意荞麦不能一次性食用太多，否则容易造成消化不良和腹泻。

荞麦磨成粉，炒至微黄，每天取 10 克，以水煮稀糊食用，对急性腹痛、夏季胃肠不和有一定的缓解作用。

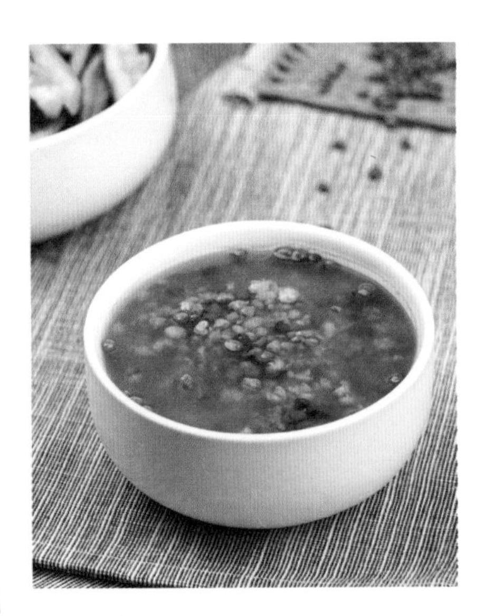

荞麦绿豆粥

原料：荞麦、绿豆各 50 克。

做法：❶将荞麦和绿豆洗净后，用清水浸泡 8 小时。❷将泡好的荞麦和绿豆放入电饭煲中，加入适量清水，选择煮粥模式即可。

033招 赤小豆：利湿减肥

清肠功效

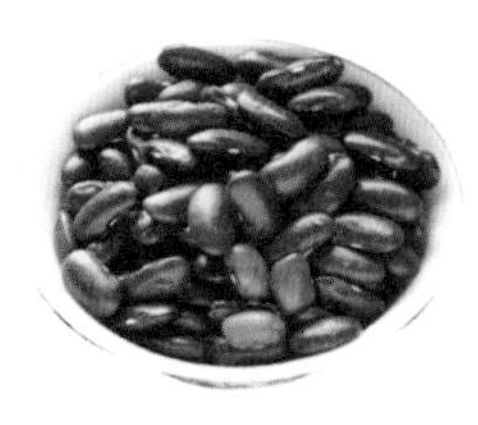

中医认为，赤小豆味甘、酸，性平，归心、小肠经，有健脾益气、利水除湿、清热解毒的功效。赤小豆可以与薏米、红枣等一起煮粥，是祛湿食疗佳品。

赤小豆中含有人体必需的钙、铁、钾等矿物质，常食可以有效调理体内湿气，缓解水肿，改善因水肿导致的四肢无力症状；并且有清血、消除疲劳的作用，适当食用对贫血、心脏病和肾脏病患者有益。

清肠吃法

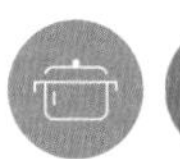 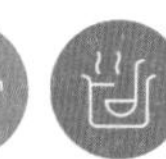 

蒸制 煮粥 磨粉

主要营养素

碳水化合物、脂肪、蛋白质、胡萝卜素、钙、铁、钾等

赤小豆和鲤鱼煮烂食用，可以辅助治疗肾炎水肿、肝硬化腹水，同时可以改善孕期水肿。

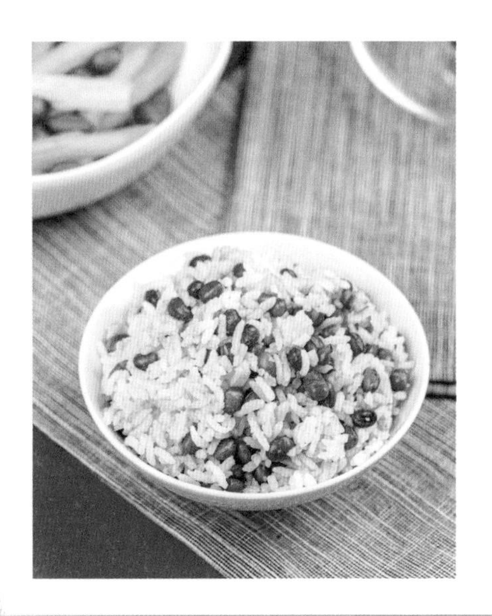

红豆饭

原料：大米、赤小豆（红豆）各50克。

做法：❶用清水将赤小豆浸泡8小时；大米洗净备用。❷将赤小豆与大米一同放入电饭煲中，加入适量清水，选择煮饭模式煮熟即可。

034招 绿豆：解毒、降脂

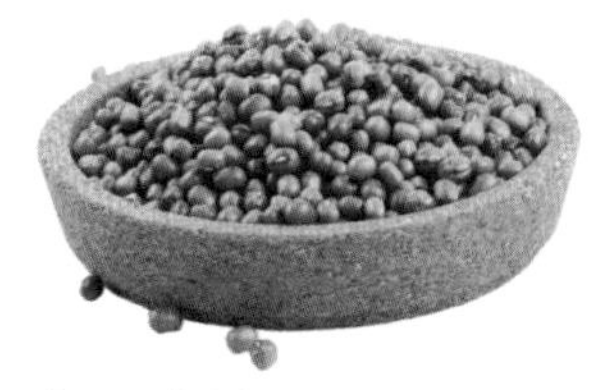

清肠功效

中医认为，绿豆味甘，性寒，入心、胃经，有益肝、清热、降脂、排毒的功效，每日适量食用有助于肠道排毒。

绿豆含有蛋白质、钾、烟酸等，有利尿消肿、调血脂的作用。

绿豆中含有丰富的鞣质和黄酮类化合物，可与有机磷农药、汞、砷化合物结合形成沉淀物，减少毒素对胃肠道的侵袭。

清肠吃法

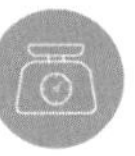

蒸制 煮粥 磨粉

主要营养素

蛋白质、脂肪、碳水化合物、B族维生素、胡萝卜素、钾、膳食纤维等

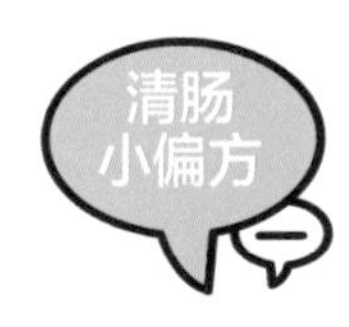

绿豆和薄荷一起煮烂食用，有清肠排宿便、降肝火等作用，还可缓解嗓子疼、体热等症状。

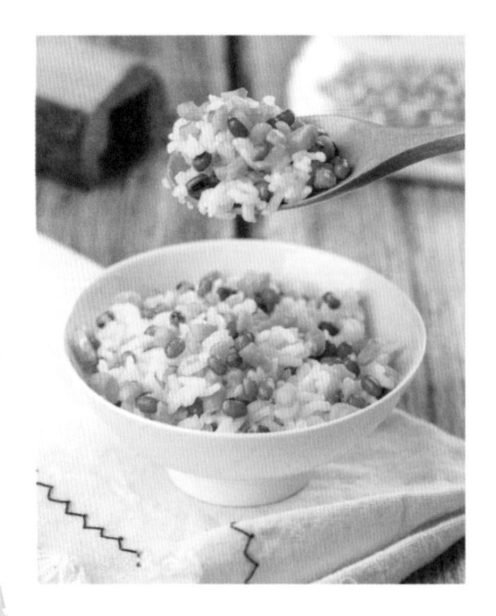

玉米绿豆饭

原料：绿豆、玉米、大米各30克。

做法：❶绿豆洗净，清水浸泡4小时；玉米洗净，剥下玉米粒；大米淘洗干净。❷将备好的食材放入电饭煲中，加入适量清水，选择煮饭模式煮熟即可。

035招 豌豆：通利大肠

清肠功效

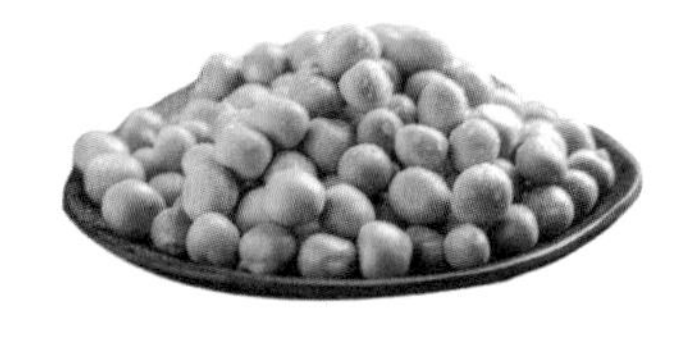

中医认为，豌豆有益脾和胃、生津止渴、利小便的功效，主治脾虚气弱、呕吐以及腹泻等胃肠不适症状。

豌豆不仅口感好，而且营养价值较高。豌豆富含膳食纤维，可以润肠通便。豌豆使人产生饱腹感的同时能量较低，因此是适合减肥的食物。

豌豆含有丰富的胡萝卜素，有护眼功效，上班族、眼睛不好的人可以适当多食用一些豌豆。

清肠吃法

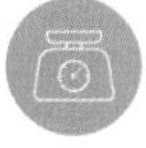

蒸制 煮粥 磨粉

主要营养素

蛋白质、胡萝卜素、膳食纤维、碳水化合物、钾、钙等

豌豆60克，香蒿15克，煎水，温服，可缓解呕吐、腹泻。

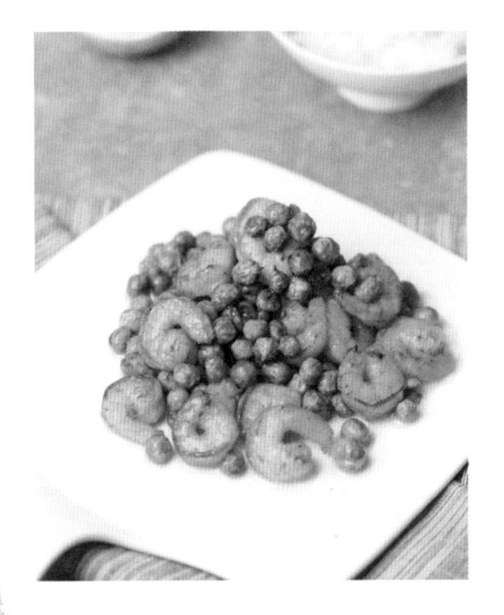

豌豆炒虾仁

原料：虾仁150克，鲜豌豆100克，盐适量。

做法：❶将鲜豌豆洗净，放入开水锅中，焯烫一下。❷锅内放入油，烧热后，将虾仁入锅，翻炒。❸放入焯好的鲜豌豆，翻炒至熟，加盐调味即可。

036招 燕麦：肠道“清洗工”

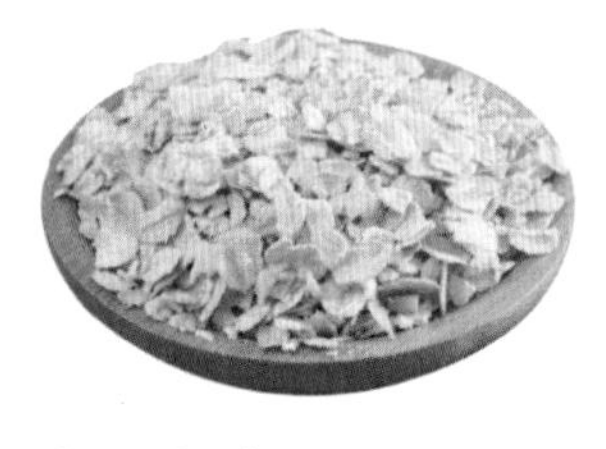

清肠吃法

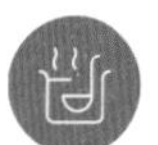
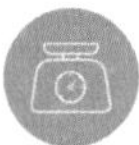

煮粥 磨粉

主要营养素

蛋白质、膳食纤维、磷、铁、钙、维生素 B_1、维生素 E 等

清肠功效

燕麦吃起来有种黏糊糊的口感，这种黏糊糊的东西就是 β-葡聚糖，它是燕麦最重要的成分。β-葡聚糖属于可溶性膳食纤维，它虽然不能被人体吸收，但可以在大肠中吸水发酵，改善肠道环境，促进排便，对预防便秘和肠癌有益。

燕麦还含有亚油酸、多种维生素和钙、铁、磷等矿物质，做成即食麦片，冲泡即可食用，营养丰富且制作简便，非常适合当早餐。

燕麦和牛奶同食，饱腹感加倍，且能促进胃肠蠕动。燕麦一次不宜吃太多，否则会造成胃痉挛或胀气，最佳食用量是每餐 40 克左右。

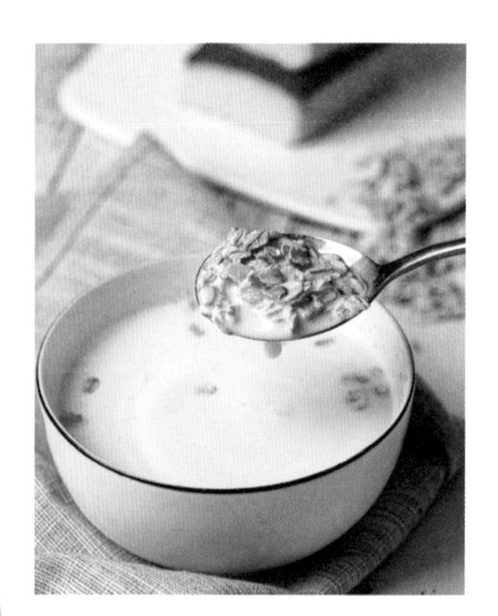

牛奶燕麦片

原料：燕麦片 40 克，牛奶 150 毫升，坚果、果干各适量。

做法：❶将燕麦和牛奶混合。❷微波炉高火加热 2~3 分钟。❸加入适量坚果和果干，以增加风味。

037招 玉米：预防肠炎

清肠功效

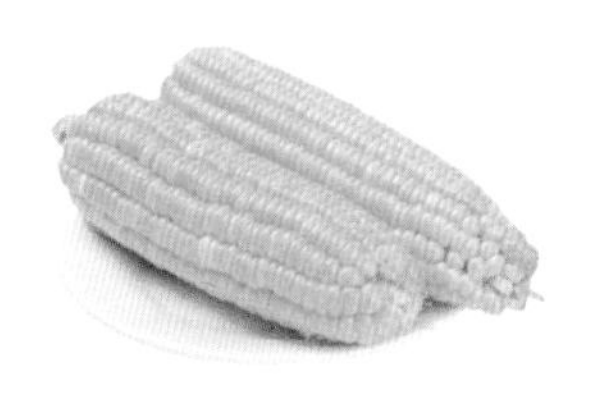

中医认为玉米性平，味甘，入肝、肾、膀胱经，有利尿消肿、健脾渗湿、平肝利胆的功效。

玉米富含膳食纤维，能有效加速胃肠蠕动，缩短食物残渣在肠道内的停留时间，促进排便，可有效预防肠炎。

玉米中含有丰富的维生素E，可抗氧化，延缓衰老，对动脉硬化也有一定的预防作用。

清肠吃法

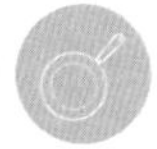

炖汤 煮食 炒制

主要营养素

蛋白质、膳食纤维、胡萝卜素、维生素E、钙、钾等

玉米粒200克，牛奶100毫升，水适量，将它们一起倒入榨汁机中榨成汁即可。有减肥瘦身、缓解便秘症状的作用。

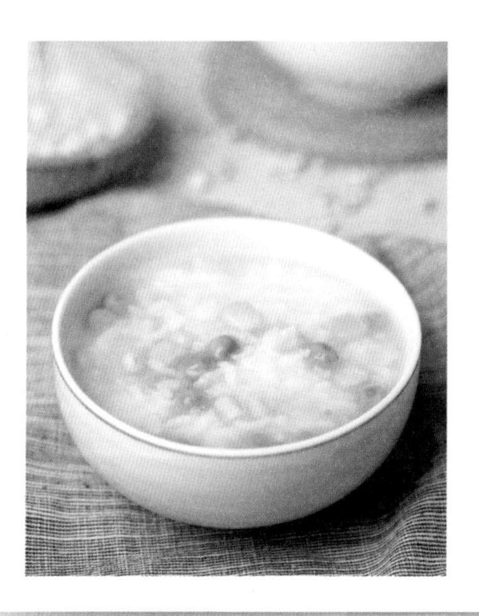

玉米青豆粥

原料：玉米30克，青豆25克，大米50克。

做法：❶新鲜玉米洗净，剥下玉米粒；青豆、大米分别淘洗干净。❷将所有食材放入电饭煲中，加入适量清水，选择煮粥模式煮熟即可。

038招 芋头：保护肠道

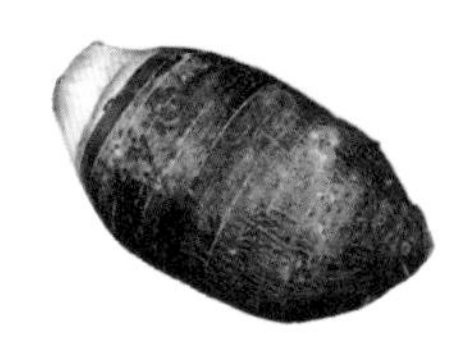

清肠功效

中医认为芋头味甘、辛，性平，具有益胃、宽肠、通便、解毒、补中益气、消肿止痛、散结、化痰等功效。

芋头中的黏液蛋白可在胃肠壁形成一层保护膜。

芋头含有丰富的碳水化合物、钾，有助于增强肠动力。

清肠吃法

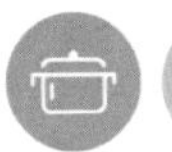
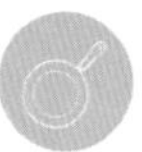
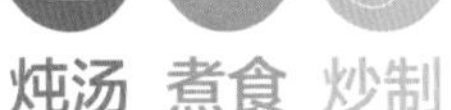

炖汤 煮食 炒制

主要营养素

蛋白质、碳水化合物、B族维生素、钙、钾、磷等

春秋气候会比较干燥，适合喝芋头红薯汤。可以将等量的去皮红薯和芋头切滚刀块，一同煮汤，好喝又营养，还能帮助通便排毒。

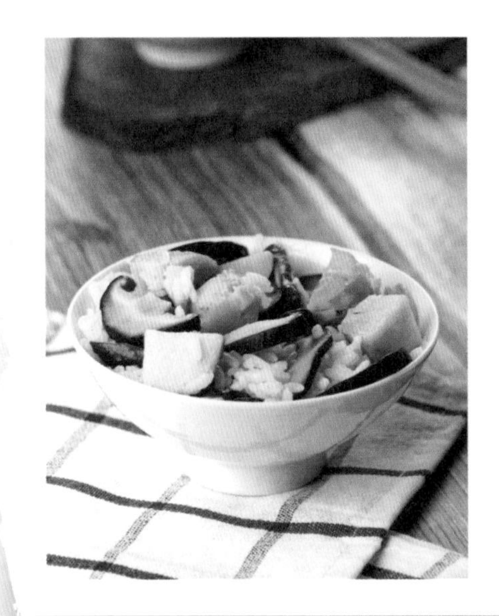

香菇芋头饭

原料：大米100克，芋头200克，鲜香菇30克，盐适量。

做法：❶大米洗净；芋头洗净，去皮，切小块；香菇洗净，去蒂，切片。❷将所有食材放入电饭煲中，加入适量水和盐，电饭煲选择煮饭模式煮熟即可。

039招 红薯：通便排毒

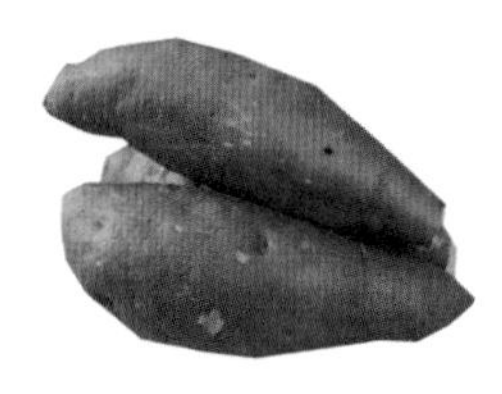

清肠功效

中医认为，红薯性平，味甘，能补中、和血、暖胃。常食红薯有利于宽胃肠、通便。

红薯富含膳食纤维，有促进胃肠蠕动、预防便秘和结直肠癌的作用。红薯中的黏液蛋白能保持血管壁弹性，预防动脉粥样硬化。

食用红薯会刺激胃酸分泌，因此胃溃疡患者或胃酸过多者不宜过多食用。

清肠吃法

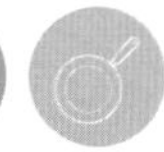

煮食 炒制 蒸制

主要营养素

碳水化合物、膳食纤维、多种维生素以及钾、铁、铜、硒、钙等

红薯藤、川木瓜各60克，盐少许，三味共炒黄，煎水服用，可用于缓解腹痛、腹泻。

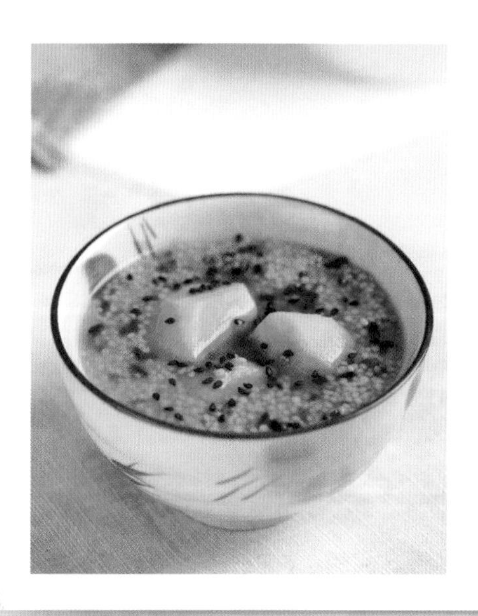

红薯粥

原料： 红薯80克，小米50克，熟黑芝麻适量。

做法： ❶红薯洗净，去皮，切块；小米洗净。❷锅内倒入清水，放入小米和红薯块，大火煮沸，转小火继续煮至粥稠。❸出锅前加入熟黑芝麻即可食用。

040招 胡萝卜：利膈宽肠

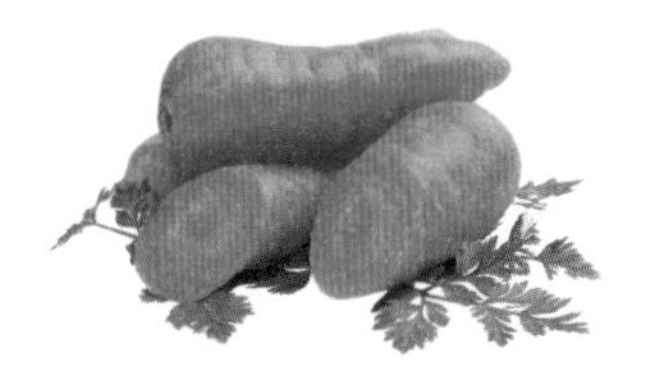

清肠功效

胡萝卜含有丰富的膳食纤维，吸水性强，可促进肠道蠕动，帮助食物消化吸收。

胡萝卜中丰富的胡萝卜素可以在体内转化成维生素 A，能够促进眼内感光色素的生成，缓解眼疲劳与干涩。常吃胡萝卜还可以促进骨骼生长。

胡萝卜素属脂溶性物质，因此最适合炒制或同肉类一起煮，以促进营养成分的吸收和利用。

清肠吃法

 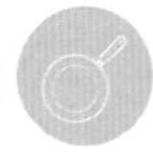 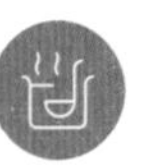

炖汤 炒制 煮粥

主要营养素

碳水化合物、蛋白质、膳食纤维、胡萝卜素、钙、钾等

胡萝卜与鱼、瘦肉、红枣、陈皮同煮，吃肉饮汤，可调理脾胃气虚。

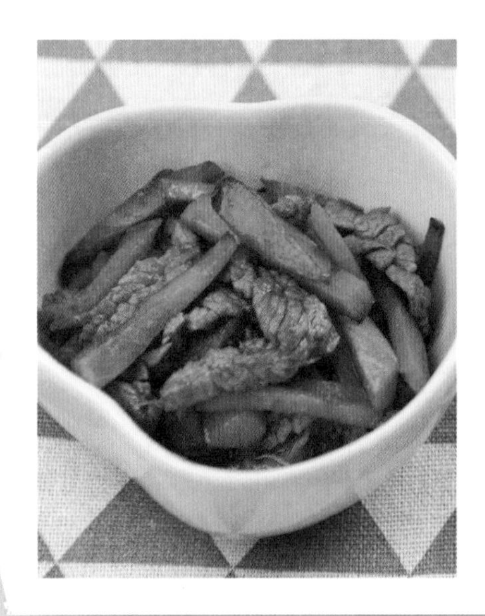

牛肉炒胡萝卜

原料：牛肉150克，胡萝卜100克，酱油、盐、水淀粉各适量。

做法：❶牛肉洗净切条，放入酱油、盐、水淀粉腌制30分钟；胡萝卜洗净，切条。❷锅中倒入油，将牛肉条入锅炒熟，盛出。❸重新起锅烧油，将胡萝卜条放入锅内，炒熟后放入牛肉条一起炒匀，加盐调味即可。

041招 秋葵：修复肠黏膜

清肠功效

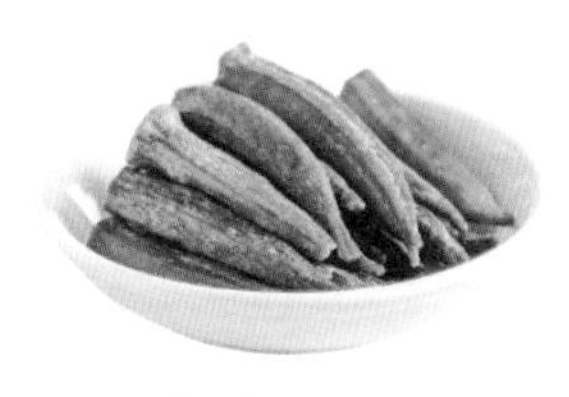

秋葵含有丰富的膳食纤维，可促进肠道蠕动，增强消化功能。经常食用秋葵，可以润肠通便，改善便秘。

秋葵含有丰富的果胶，有利于肠黏膜的修复，尤其适合肠胃炎症患者食用。秋葵子含有丰富的多酚类物质，可以起到一定的抗氧化作用。

秋葵偏凉，肠胃虚寒者或经常腹泻的人不宜过量食用。

清肠吃法

凉拌 炒制

主要营养素

碳水化合物、多种维生素、蛋白质、果胶、铁、钙、硒等

嫩秋葵洗净，放入沸水中焯烫3分钟，捞出，以葱花、酱油拌匀，食用可润肠通便。

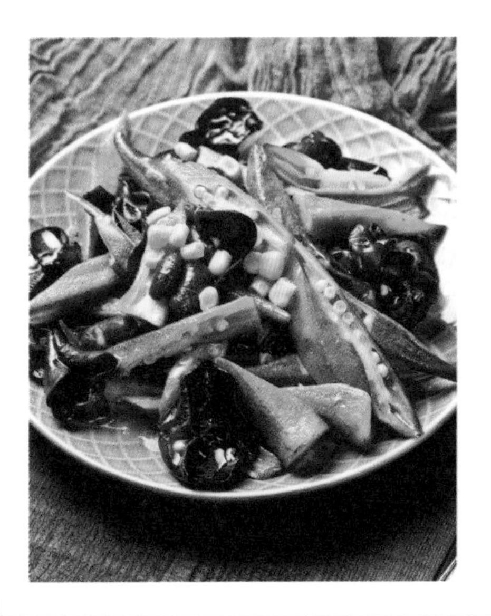

秋葵炒木耳

原料：秋葵200克，泡发木耳30克，熟红芸豆、熟玉米粒、酱油、盐、蒜末各适量。

做法：❶木耳、秋葵洗净，沸水焯熟，过凉，沥干。❷秋葵去蒂，切段。❸锅中放油，油热后放入蒜末爆香，再放入秋葵段、木耳、红芸豆和玉米粒一同翻炒。❹最后淋上少许酱油，翻炒均匀，加盐调味，大火收汁即可。

042招 木耳：肠道的“洗涤剂”

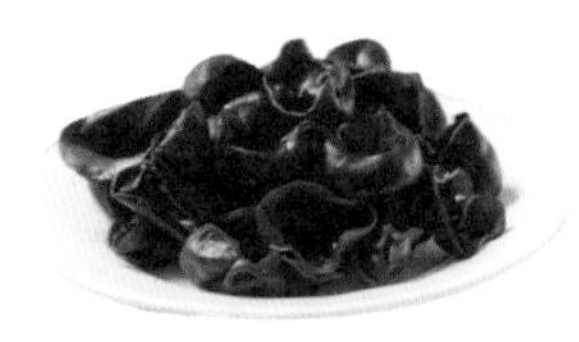

清肠功效

木耳的含铁量较高，可以补充身体所需的铁。常食用木耳可以养血驻颜，使人肌肤红润。

木耳含有丰富的膳食纤维，能促进胃肠蠕动，缓解便秘，促进肠道排毒。木耳还可以促进食物残渣的排出、减少肠道对脂肪的吸收，从而起到控制体重的作用。

清肠吃法

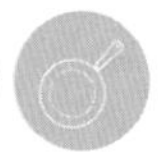

凉拌 炒制 **炖汤**

主要营养素

B族维生素、维生素K、膳食纤维、铁、钙、磷等

清肠小偏方 取干木耳3克，柿饼、红糖各25克，同置锅中，加适量水煮汤。每日喝1小碗，连喝7天，可以活血祛瘀，有助于防治痔疮。

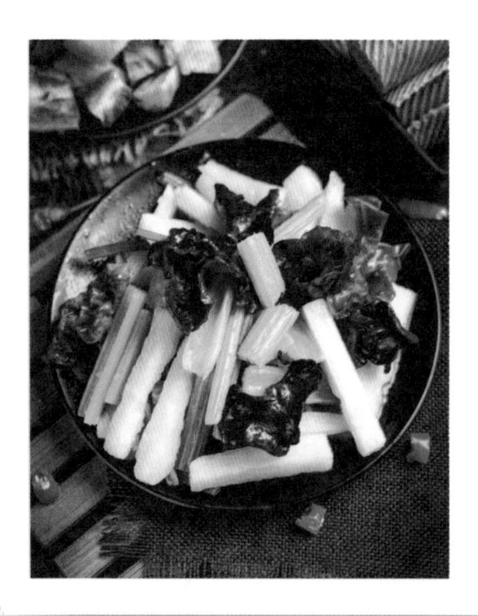

山药炒木耳

原料： 山药150克，干木耳10克、芹菜30克，盐、蒜末各适量。

做法： ❶木耳泡发、去根，撕成小朵；山药去皮、切条；芹菜洗净，切段。❷热锅烧油，放入蒜末爆香，放入山药条、木耳和芹菜段，大火翻炒。❸炒熟后撒上少许盐，翻炒均匀即可。

043招 大白菜：通利胃肠

清肠功效

中医认为大白菜性微寒，味甘，入胃、肠、肝、肾、膀胱经，具有养胃生津、除烦解渴、利尿通便、清热解毒、止咳解酒等功效。

大白菜含有丰富的维生素和水分，经常吃大白菜可预防维生素C缺乏症，还有解毒和嫩肤作用。

大白菜含有丰富的膳食纤维，经常吃能促进胃肠蠕动，帮助消化，有效改善便秘症状。

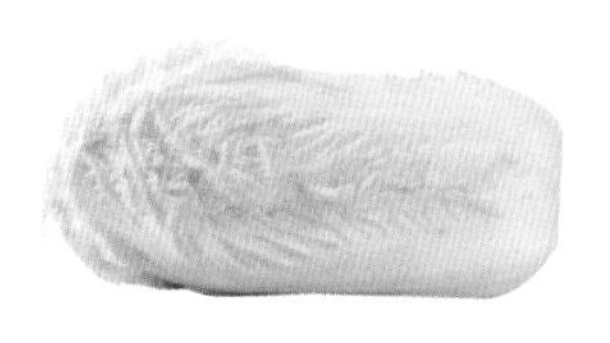

清肠吃法

凉拌 炒制 **炖汤**

主要营养素

多种维生素、膳食纤维、钙、磷、钾等

乌梅白菜汤：大乌梅5个，大白菜帮7片切段一同放入锅中，煮水饮用，可以起利水消肿、开胃促食的作用，还可缓解咽喉肿痛、调理肠道功能。

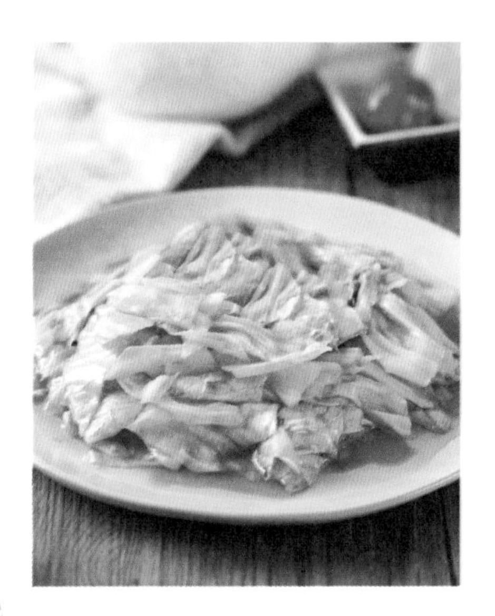

醋熘白菜

原料：大白菜200克，盐、醋、酱油、葱花、蒜末、姜末各适量。

做法：❶大白菜洗净，斜刀切成薄片。❷锅中放油，油热后放入葱花、姜末、蒜末爆香。❸放入切好的大白菜片，翻炒至大白菜变软。❹调入适量酱油、盐和醋，翻炒均匀即可。

044招 西蓝花：预防结肠癌

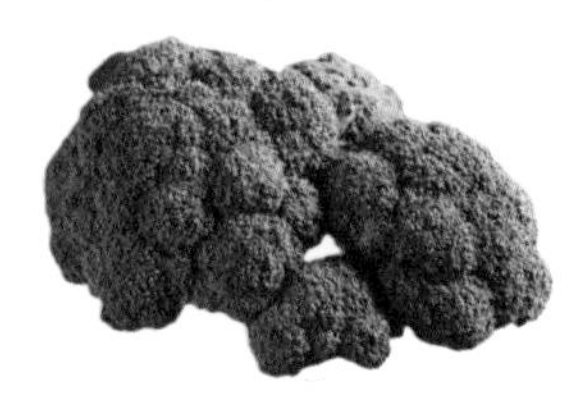

清肠功效

西蓝花含有抗癌活性酶，能减少结肠炎症的发生，降低结肠癌的发病率。

西蓝花含有丰富的维生素K，能使血管壁韧度加强，不容易受伤破裂。常吃西蓝花可增强肝脏解毒能力并能提高机体免疫力。

西蓝花含有丰富的可溶性膳食纤维，可以促进胃肠蠕动，预防便秘，但也会加重脾胃虚弱者的消化负担，因此消化系统较弱或生病时不宜吃过多西蓝花。

清肠吃法

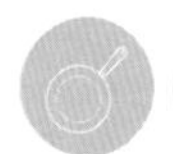
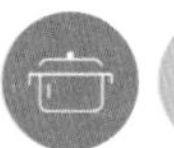

炒制 **蒸制** 凉拌

主要营养素

膳食纤维、维生素K、维生素C、钙、磷等

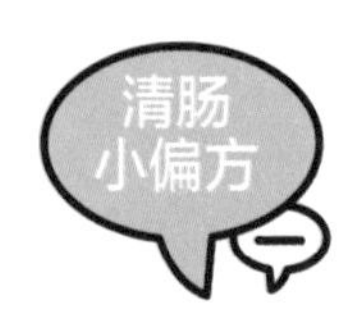

西蓝花50克，煮汤多次饮用，不仅可以清热解渴、利尿通便，还能润肺止咳。

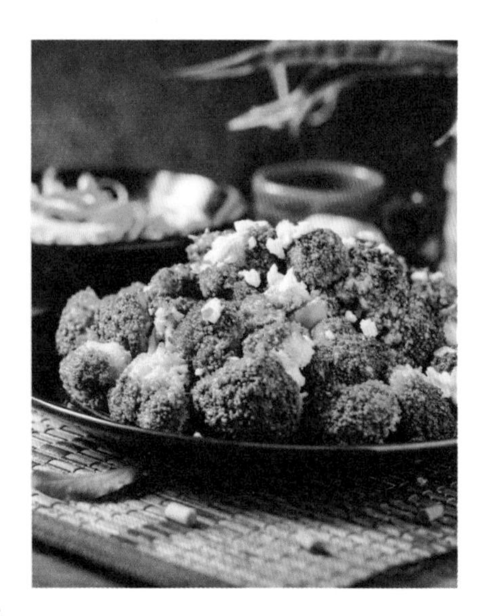

蒜蓉西蓝花

原料：西蓝花400克，蒜末、盐各适量。

做法：❶西蓝花洗净后切小朵，沸水焯烫，过凉，沥干水分。❷锅中放油，油热后放入蒜末爆香。❸放入西蓝花大火翻炒，加入盐翻炒均匀即可。

045招 海带：肠蠕动“加速器”

清肠功效

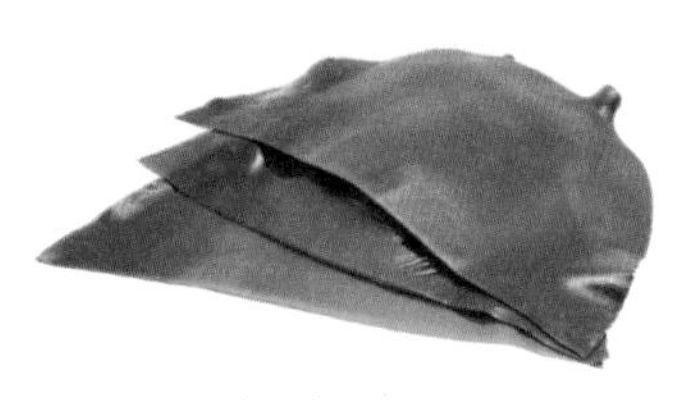

海带含有丰富的膳食纤维，能促进肠道蠕动。

海带中含有褐藻酸，可降低肠道吸收放射性元素锶的能力，并将其排出体外。

海带中还含有丰富的甘露醇，而甘露醇具有利尿消肿的作用，对肾功能衰竭、老年性水肿、药物中毒等有一定的辅助食疗作用。

清肠吃法

蒸制 炖汤 凉拌

主要营养素

蛋白质、膳食纤维、碘、钙、褐藻酸、昆布多糖等

把海带切成大片，将猪肉馅加入其中，卷成长卷，放入锅中蒸熟后，切小段食用。能有效增强肠道蠕动。

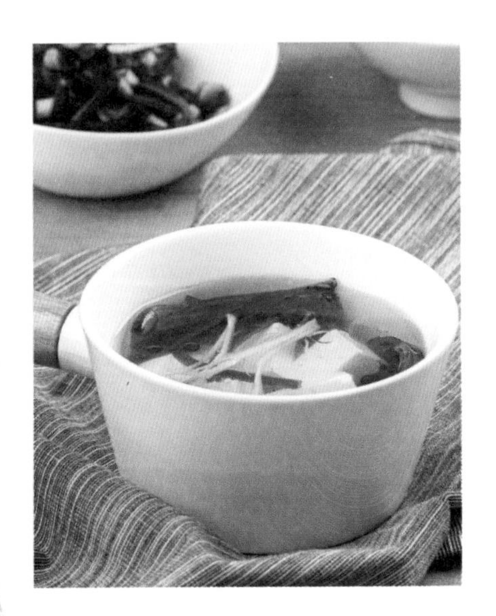

海带豆腐汤

原料：豆腐300克，海带150克，葱丝、盐各适量。

做法：❶豆腐洗净，切块；海带用清水泡开，切段。❷锅中水烧开，把豆腐块、海带段、葱丝放入汤中，中火煮10分钟，出锅前加盐调味即可。

046招 金针菇：促进肠道蠕动

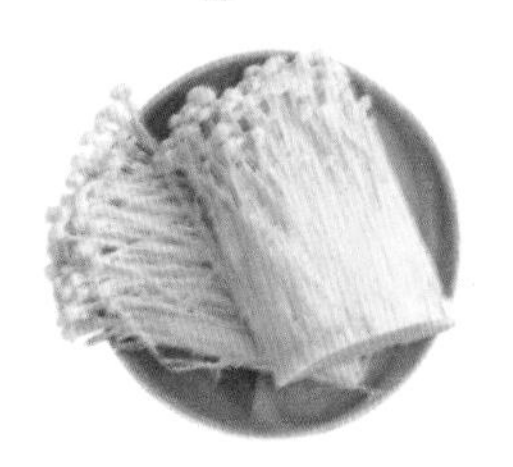

清肠吃法

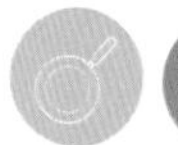
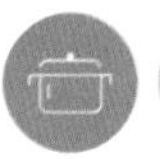

炒制 **蒸制** 凉拌

主要营养素

蛋白质、多种维生素、膳食纤维、钙、镁、钾等

清肠功效

金针菇性寒，味咸，能利肝脏、益胃肠。常食金针菇有助于消除身体疲劳。金针菇含有大量膳食纤维，可以促进胃肠蠕动，有助于缓解便秘。

金针菇含B族维生素，有助于促进新陈代谢和营养吸收，对生长发育也大有益处。

需要注意的是，金针菇为寒性食物，可以与温性食物搭配食用，脾胃虚寒者不宜多吃。

金针菇肉片汤：金针菇150克，猪瘦肉200克。金针菇洗净，瘦肉切片。烧开水，先入肉片煮沸，再入金针菇，加适量盐，煮熟即可。此汤可以补益胃肠。

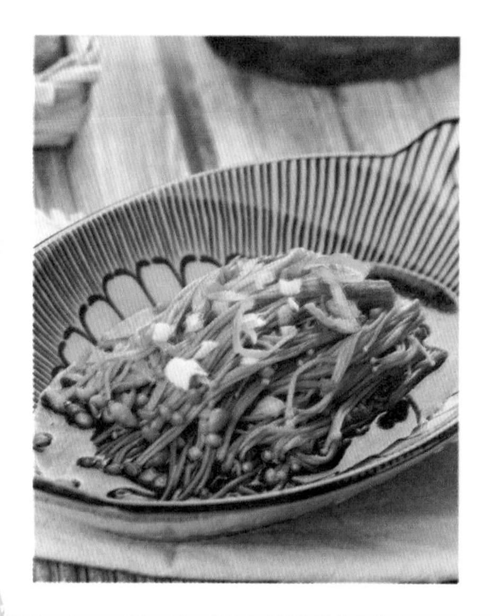

蒜蓉金针菇

原料：金针菇200克，蒜末、酱油、葱花各适量。

做法：❶金针菇洗净，沥干水分，摆盘备用。❷热锅烧油，加蒜末，小火翻炒出香味，再放入少许酱油。❸将做好的酱汁均匀地倒在金针菇上。❹上锅蒸熟，撒上葱花，即可出锅。

047招 香菇：有助于减肥

清肠功效

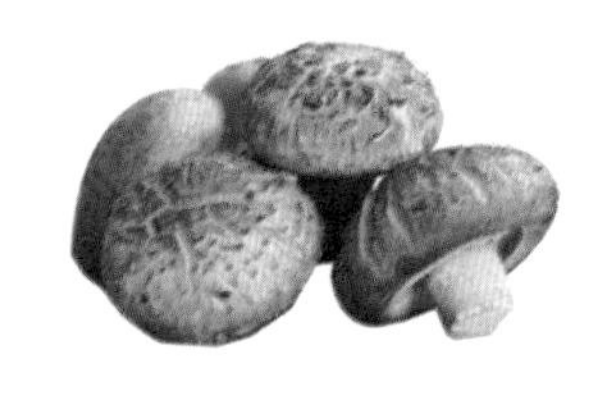

香菇性平，味甘，有补肝肾、健胃、益智安神、美容养颜之功效。

香菇中的膳食纤维有助于增强肠道蠕动，可帮助机体清除体内有害物质，改善和预防便秘。同时，它还能抑制肠道对脂肪的吸收，有助于减肥。

香菇中富含多种微量元素、维生素和核糖类物质，能够促进血液循环和皮肤细胞新陈代谢，抑制黑色素生成，保持肌肤润泽。

清肠吃法

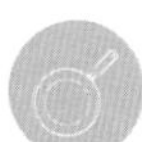 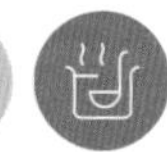 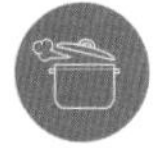

炒制 煮粥 炖汤

主要营养素

膳食纤维、蛋白质、碳水化合物、多种维生素、磷、铁、多糖等

香菇5朵，莲子3~10克，炖汤饮用。可补脾、涩肠，对小儿消化不良也有一定缓解作用。

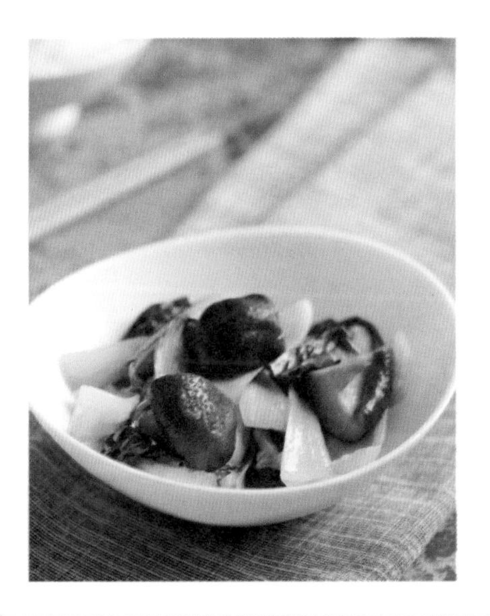

香菇炒油菜

原料：油菜200克，干香菇5朵，盐适量。

做法：❶油菜洗净，入沸水锅中焯透。❷干香菇泡发后切小块。❸锅内放入油烧热，将香菇块、油菜放入锅中煸炒，加盐调味，收汁即可。

048招 大蒜：解毒、止泻

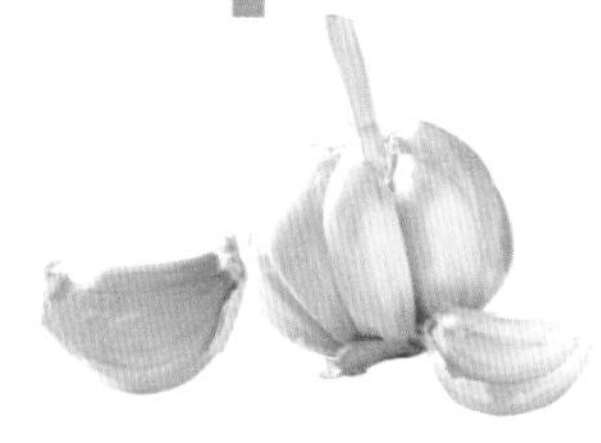

清肠功效

中医认为大蒜可以解毒辟邪、健胃止泻。古代立春日，人们要食用大蒜等五辛菜，以补气御邪。

大蒜中所含的硫化物有抗菌消炎作用，可预防感冒，对缓解感冒症状也有一定作用。大蒜还能促进食欲，加速食物消化。

发芽的大蒜无毒，虽然营养价值会有所下降，但依然可食用。

清肠吃法

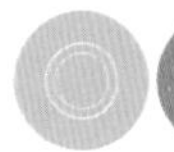 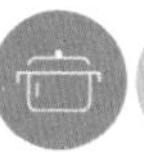 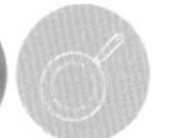

凉拌 **蒸制** 炒制

主要营养素

蛋白质、膳食纤维、B族维生素、磷、钾、硒等

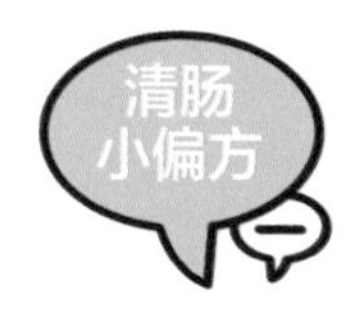

清肠小偏方

大蒜3~5瓣，烧熟佐餐食用，可止轻度腹泻，有助于缓解肠炎症状。

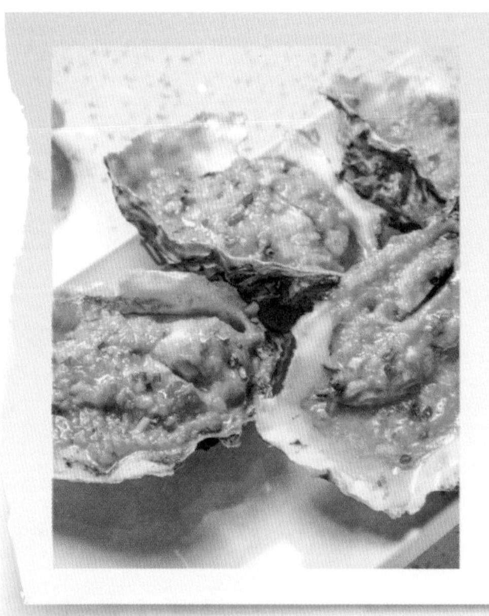

蒜蓉牡蛎

原料：牡蛎500克，蒜蓉、泡发粉丝、海鲜酱油、红椒碎、料酒、水淀粉、葱花、盐各适量。

做法：❶牡蛎洗净，蒸熟。❷锅中烧开水，烫熟粉丝，均匀铺在牡蛎上。❸锅中放油，油热后放入蒜蓉，小火炒香，加入适量料酒、海鲜酱油、红椒碎、水淀粉、盐搅拌均匀，调至黏稠。❹将调好的蒜蓉汁浇在牡蛎肉上即可。

049招 韭菜："洗肠草"

清肠功效

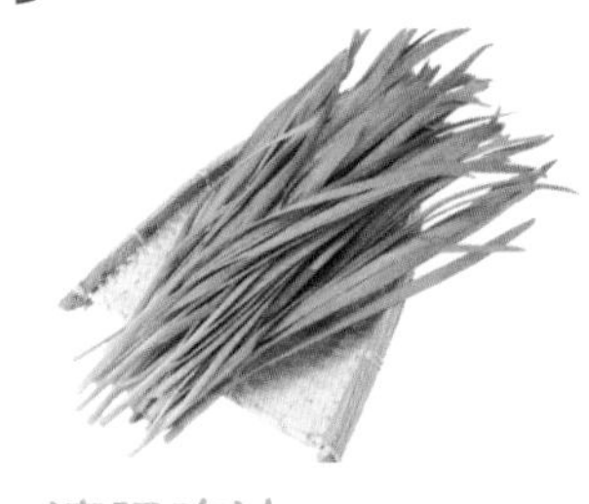

韭菜含有丰富的膳食纤维，可以有效促进肠道蠕动，对大肠癌有一定预防作用。

经常吃韭菜，还能够抑制绿脓杆菌、大肠杆菌和金黄色葡萄球菌等多种有害菌，提高肠道的免疫力。

但是韭菜一次不能吃太多，否则会刺激肠壁，引起腹痛、腹泻、产气增多等，每次食用量控制在100~200克为宜。

清肠吃法

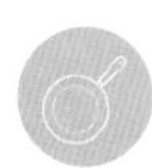

炒制 做馅

主要营养素

膳食纤维、多种维生素、磷、铁、硒等

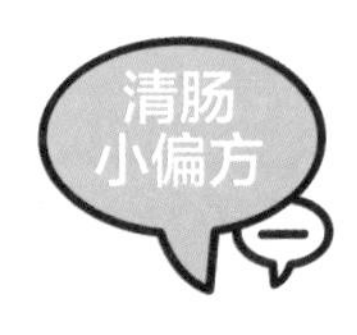

鲜韭菜50克，大米50克，先煮大米为粥，待粥快熟时加入韭菜及少许盐，稍煮片刻即可食用。可以健胃利肠。

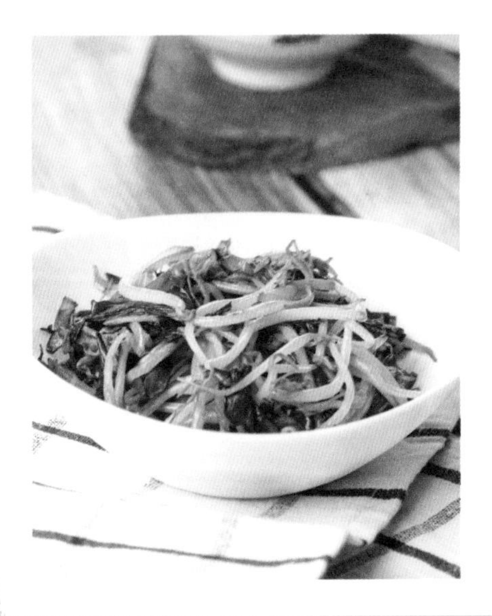

豆芽炒韭菜

原料：韭菜150克，绿豆芽100克，盐、蒜末、花椒各适量。

做法：❶将洗净的韭菜切段；绿豆芽洗净，沥干水分。❷锅中放油烧热后，放入蒜末和花椒爆香。❸放入绿豆芽，大火翻炒出汤。❹再放入韭菜段，加入少许盐，翻炒均匀即可出锅。

050招 洋葱：双歧杆菌的最爱

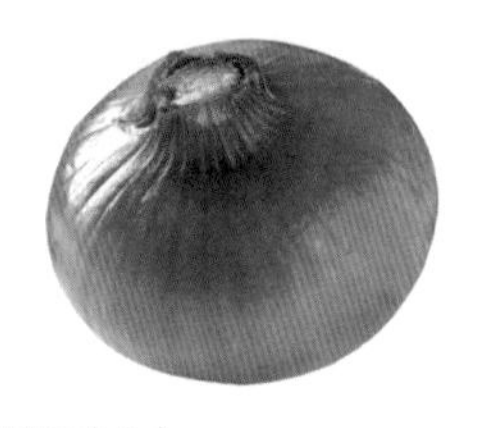

清肠吃法

  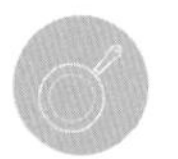

凉拌 **炖汤** 炒制

主要营养素

膳食纤维、维生素、磷、钾等

清肠功效

洋葱富含低聚糖，进入大肠后，会成为双歧杆菌的增殖因子，适量食用可以有效促进双歧杆菌的生长繁殖，有助于抑制腐败菌生长，维护肠道有益菌群。

洋葱的辣味能抗寒，有一定杀菌作用，还可改善消化不良、食欲不振、食积内停等症。

洋葱含有丰富的膳食纤维，可以有效刺激胃肠蠕动，促进消化。同时，常食洋葱对糖尿病和心脑血管疾病有一定的辅助食疗作用。

洋葱200克，去外皮后洗净、切丝，加入5克香油和少许盐，腌30分钟，作凉菜食用。可缓解便秘。

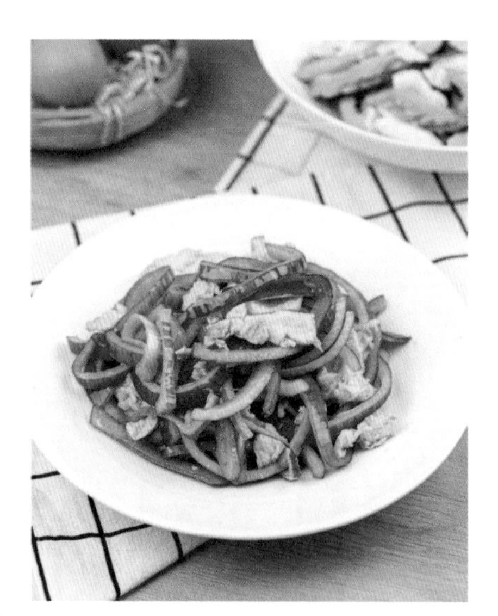

洋葱炒鸡蛋

原料：洋葱 200 克，鸡蛋 2 个，盐适量。

做法：❶洋葱洗净，切丝；鸡蛋加少许盐打散。❷热锅烧油，倒入蛋液炒熟，盛出。❸锅留底油，倒入洋葱丝翻炒，2 分钟后倒入炒熟的鸡蛋翻炒，加盐调味即可出锅。

051招 芝麻：润肠通便

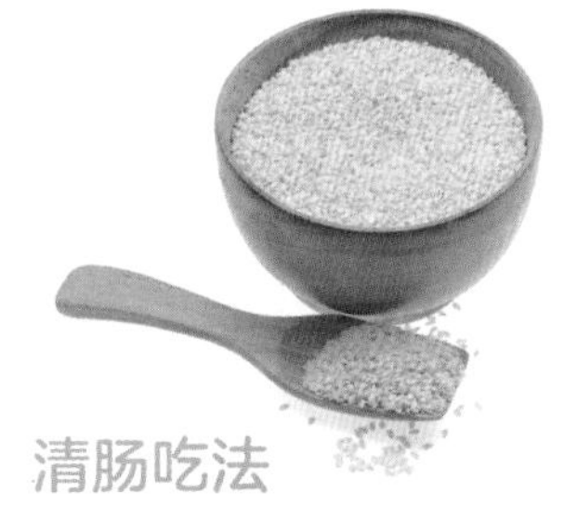

清肠功效

芝麻性平，味甘，可补肝肾、润五脏、生津、润肠、通乳。生芝麻有一定的寒性，炒熟可以祛除寒性。

适量食用芝麻可以促进体内红细胞的生长，具有“补肝肾、滋五脏、益精血、润肠燥”的功效。

芝麻中含有丰富的膳食纤维、B族维生素和维生素E，能够促进新陈代谢，改善肠胃蠕动，促进消化液分泌等。

清肠吃法

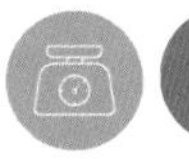
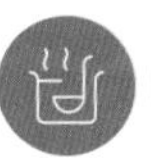

磨粉 **煮粥** 凉拌

主要营养素

脂肪、蛋白质、膳食纤维、维生素E、B族维生素、钾、铁、铜等

取芝麻5克，大米50克，先将芝麻磨研成细末，大米粥内加入芝麻碎，稍煮片刻即可食用。能改善阴液不足的肠燥便秘。

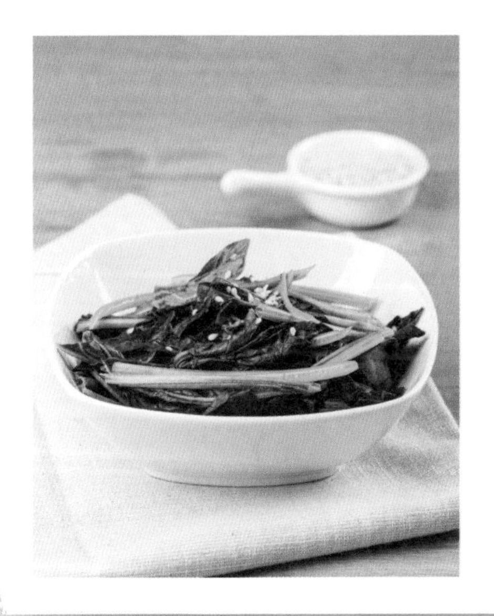

芝麻拌菠菜

原料：菠菜200克，白芝麻20克，盐、香油、醋各适量。

做法：❶菠菜洗净，切段，焯烫后捞出沥干。❷菠菜段放入碗中，加入适量盐和醋，撒上白芝麻，淋上香油，拌匀即可。

052招 松仁：润肠通便

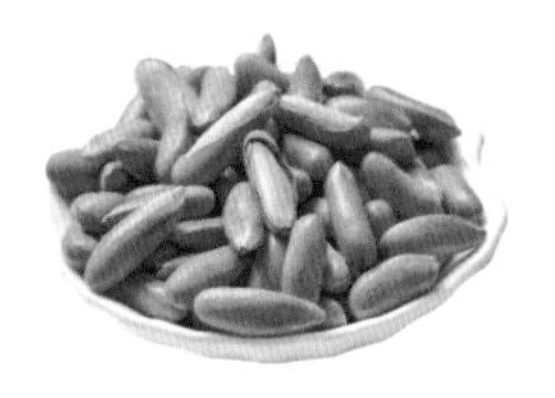

清肠吃法

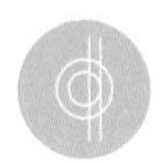

生食 炒制

主要营养素

蛋白质、脂肪、维生素E、膳食纤维、钙、锰、磷、钾等

清肠功效

松仁中含有大量的油脂，食用后可以润肠通便，对老年人体虚便秘、小儿肠燥便秘有一定食疗作用。

松仁富含维生素E，而维生素E是一种很强的抗氧化剂，能抑制细胞脂质过氧化，保护细胞免受自由基损害，有抗衰老作用。

松仁中磷和锰含量丰富，对大脑和神经有补益作用，是学生和脑力劳动者的健脑佳品。

取白糖100克，松仁50克。先将白糖放入锅中，加少许水，用小火煎熬至黏稠，再加入松仁，调匀。然后继续煎熬，直至用铲子挑起成丝状、不粘手时，停火、凉凉，将糖切成小块食用。可疏肝和胃、生津止咳。

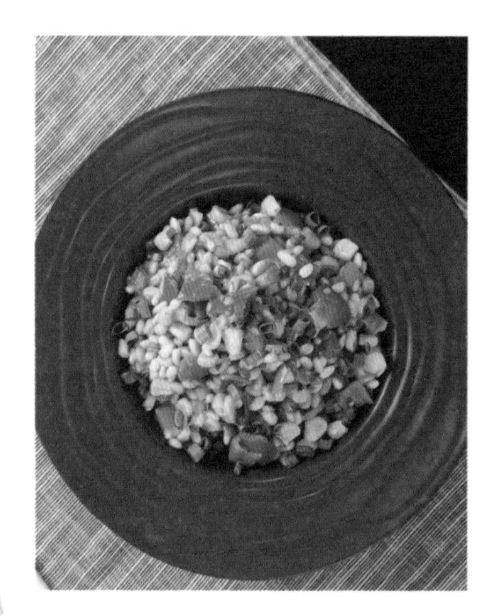

松仁玉米粒

原料：玉米粒、尖椒各100克，松仁、红椒各50克，葱、姜、盐各适量。

做法：❶将松仁、玉米粒洗净装盘，尖椒、红椒、葱、姜切好备用。❷热锅起油，将松仁以小火炒至焦黄盛出。❸热锅起油，爆香葱、姜，放入玉米粒、尖椒、红椒炒熟，再加入炒好的松仁翻炒均匀，加少许盐调味即可。

053招 杏仁：消积食

清肠功效

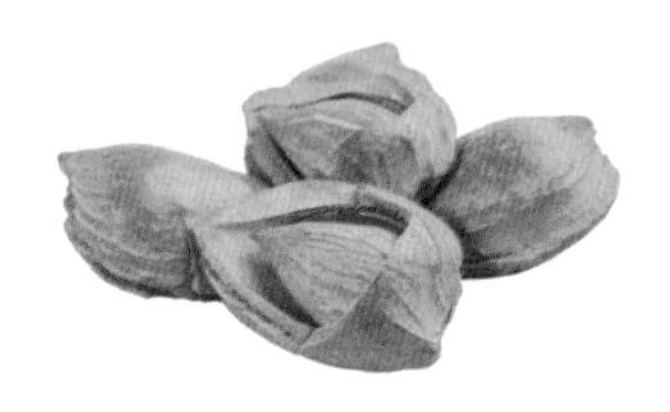

中医典籍《本草纲目》中记载了食用杏仁的三大功效："润肺，消积食，散滞"。杏仁具有润肠通便的作用，对年老体弱的慢性便秘患者来说，食用杏仁效果较好。

杏仁含有丰富的黄酮类和多酚类物质，这些植物化学物能够降低人体胆固醇的含量。研究表明，每周至少吃5次杏仁的人，患心脏病或冠心病的风险会降低一半。

清肠吃法

炖汤 榨汁 即食

主要营养素

蛋白质、脂肪、多种维生素、膳食纤维、钙、磷、铁等

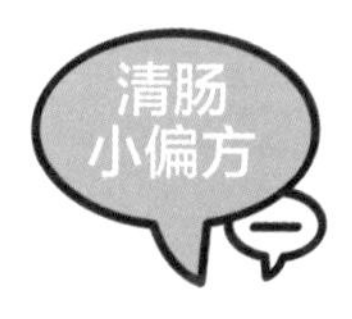

取芝麻、松仁、核桃仁、桃仁（去皮）、甜杏仁各10克，混合碾碎，加入大米200克一同煮成粥，加适量白糖，每日早晚服用。可有效缓解便秘。

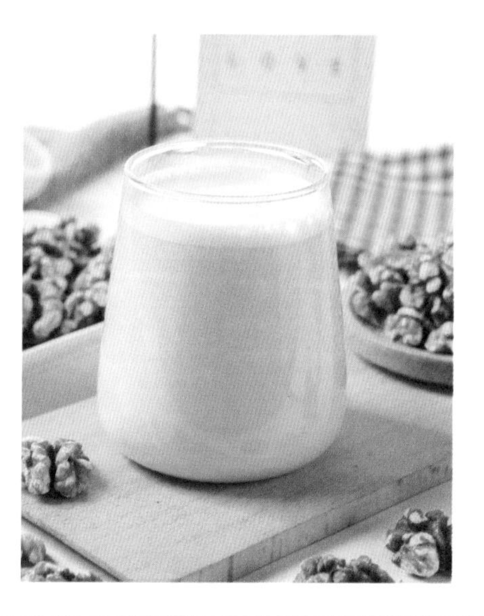

核桃杏仁露

原料：杏仁30克，核桃仁50克，牛奶150毫升。

做法：❶将杏仁和核桃仁洗净后放入豆浆机中。❷倒入牛奶，选择豆浆模式搅打均匀即可。

054招 香蕉："快乐"水果

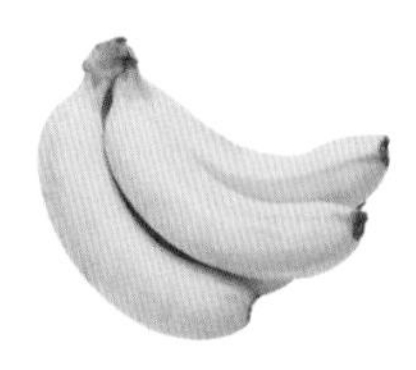

清肠功效

中医认为，香蕉为性寒味甘之品，寒能清肠热，甘能润肠通便，因此可益胃生津、疏通血脉，常用于缓解咳嗽、肠燥便秘、痔疮出血等症状。

香蕉的糖分可以迅速转化成葡萄糖，被人体吸收，是一种快速的能量来源。

研究表明，香蕉富含钾和色氨酸，在体内可生成血清素，刺激神经系统给人带来愉悦的感觉，还具有镇静安神的作用。

清肠吃法

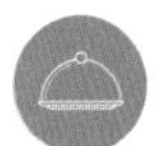 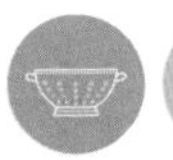 

即食 蒸煮 凉拌

主要营养素

碳水化合物、蛋白质、膳食纤维、维生素、钾、硒、镁、磷等

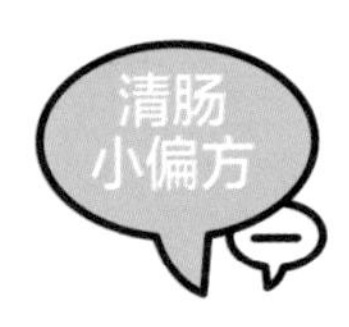

香蕉去皮，撒少许白糖，放入锅内隔水蒸熟。每天吃 2 次，连吃数天可以缓解便秘。

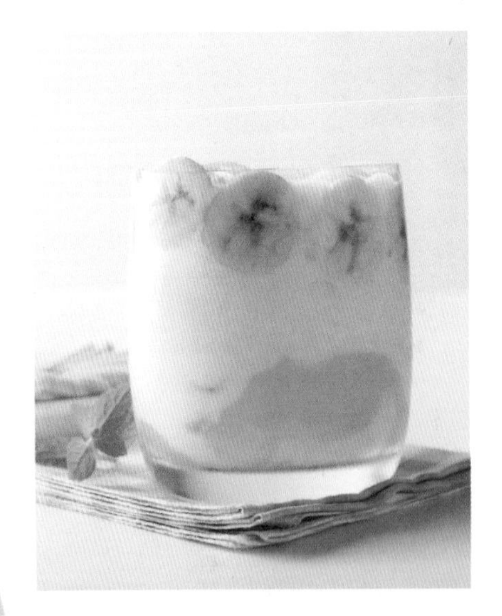

香蕉牛奶

原料：香蕉 1 根，牛奶 150 毫升。

做法：❶香蕉剥皮，切片。❷将香蕉片和牛奶一同倒入锅中。❸小火烧至锅沿的牛奶冒小泡即可关火。

055招 火龙果：清热，通肠

清肠功效

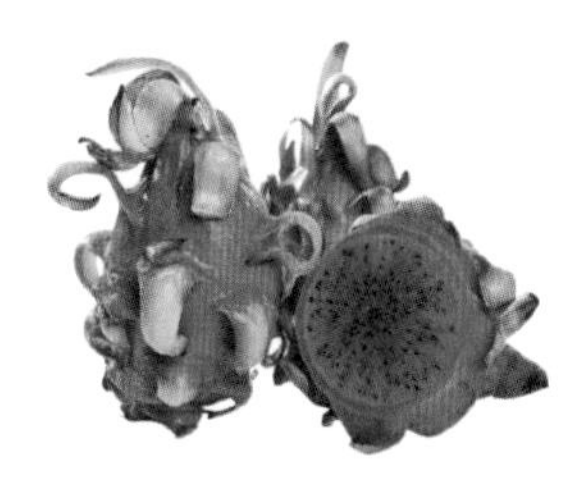

火龙果有一定的清热利尿、润肠通便作用，有利于促进体内毒素的排出，是不错的排毒、清宿便水果。

火龙果含有大量的水溶性膳食纤维，有利于促进肠道蠕动。但是火龙果性寒，脾胃虚寒的人不宜食用。

常吃火龙果有利于促进体内重金属排出，起到解毒作用。

清肠吃法

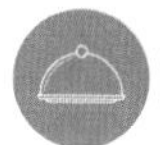
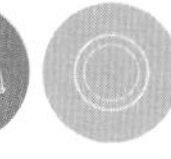
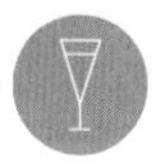

即食 凉拌 **榨汁**

主要营养素

碳水化合物、维生素、膳食纤维、花青素、钾等

火龙果的皮含有丰富的花青素，取火龙果皮榨成汁，可以润肠通便，还能起到抗氧化作用。

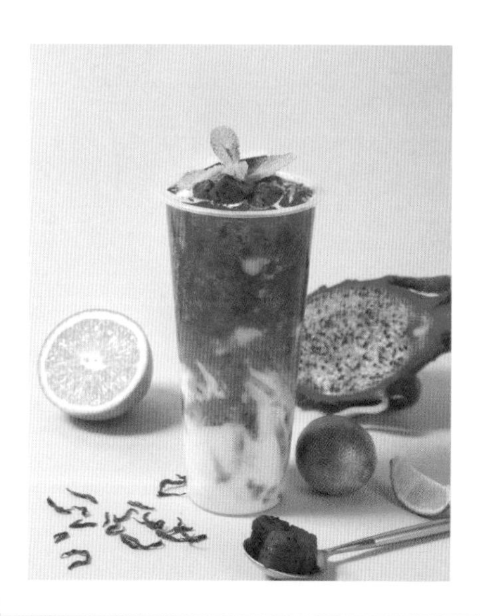

火龙果柠檬汁

原料：火龙果1个，柠檬半个。

做法：❶将火龙果去皮切块。❷将火龙果块放入料理机，挤入柠檬汁，搅打均匀，即可饮用。

056招 苹果：肠排毒“仪表”

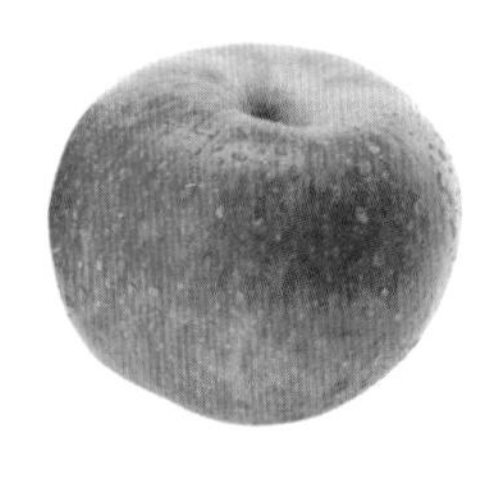

清肠功效

国外有句谚语“An apple a day keeps doctor away!”（一天一个苹果，医生远离我！）苹果中含有的果胶能促进肠道蠕动，有助于体内有害物质的排出。

苹果中丰富的钾有利尿作用，特别适合水肿型肥胖患者，有助于让人告别“小肚腩”。

清肠吃法

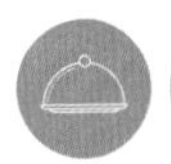
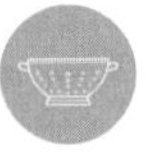
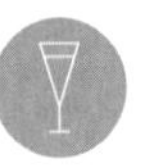

即食 蒸煮 榨汁

主要营养素

碳水化合物、钙、磷、锌、钾、胡萝卜素、维生素 C、膳食纤维等

苹果500克，山药、麦芽各30克，芡实10克，同煮1.5小时，早晚温服，有助消化、止腹泻的功效。

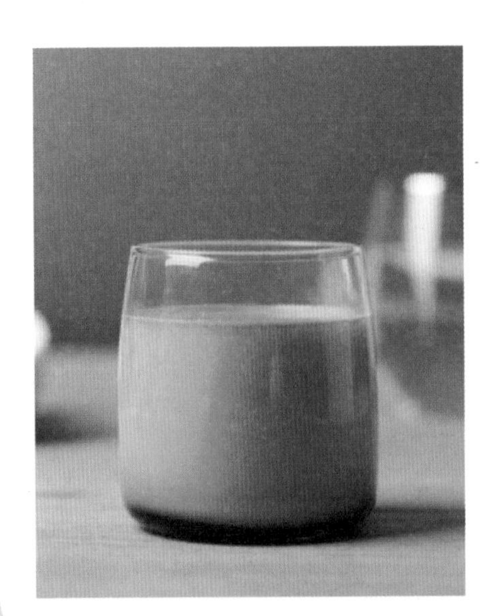

奶香胡萝卜苹果汁

原料： 胡萝卜100克，苹果200克，牛奶150毫升。

做法： ❶苹果洗净，去皮除核，切块；胡萝卜洗净，切块。❷苹果块、胡萝卜块放入料理机内，再倒入牛奶，搅打均匀即可。

057招 草莓：促进消化

清肠功效

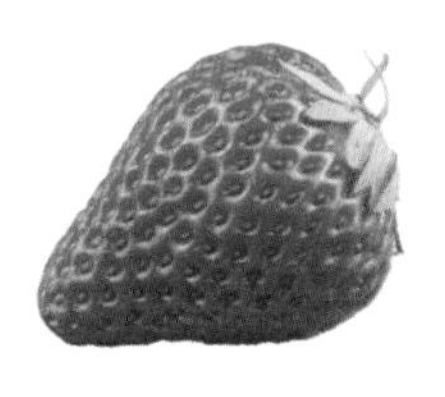

草莓性凉，味酸，具有润肺生津、清热凉血、健脾解酒等功效，对于风热咳嗽、口舌糜烂、便秘、高血压等有一定的食疗效果。

草莓含有胡萝卜素、维生素C，有助于明目养肝。

草莓含有丰富的膳食纤维，可以促进消化、通畅大便。

清肠吃法

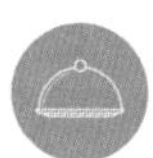

即食 榨汁 凉拌

主要营养素

多种维生素、碳水化合物、膳食纤维、磷、钾等

当积食腹胀或没有胃口时，可在饭前吃草莓60克，每日3次。可达到开胃、缓解腹胀的效果。

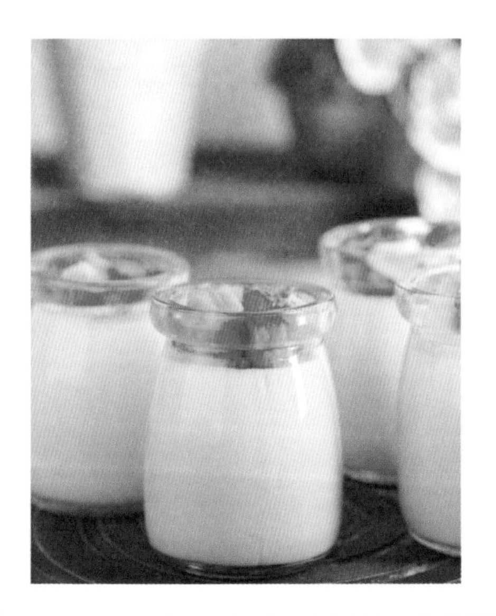

草莓柚子奶昔

原料：草莓50克，柚子100克，酸奶100毫升。

做法：❶草莓去蒂，洗净，切块；柚子可以保留一些果皮，切块。❷柚子块和草莓块一起放入料理机中打成酱。❸将草莓柚子酱与酸奶搅拌均匀。❹放上少许草莓丁点缀即可。

058招 酸奶：调节肠道菌群

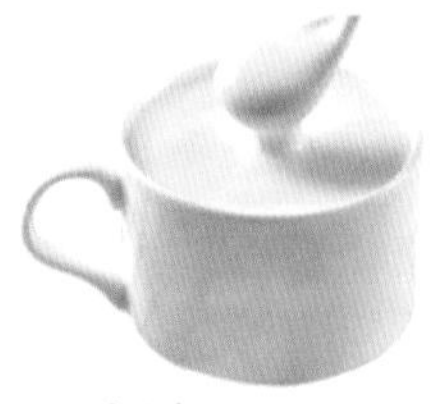

清肠吃法

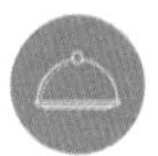 

即食 凉拌

主要营养素

蛋白质、钙、磷等

清肠功效

酸奶是一种健康的牛奶发酵制品，经发酵后，其中的钙、磷等矿物质并不会减少，而且还更易于被人体消化吸收。

制作酸奶时添加的保加利亚乳杆菌和嗜热链球菌等肠道益生菌，可以在肠道中起到抑制有害微生物的作用。

酸奶的好坏取决于其营养成分，而非浓稠程度。相比于凝固型酸奶，搅拌型酸奶虽然口感较稀薄，但颗粒更细腻，有利于人体消化吸收。

在酸奶中放入切好的木瓜，制成木瓜酸奶，可以润肠通便。

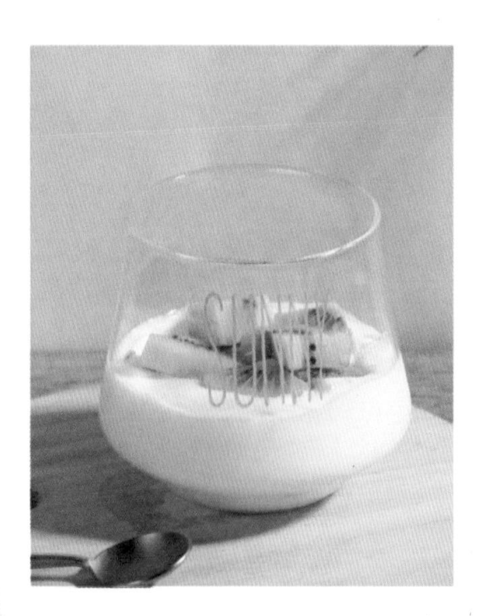

猕猴桃酸奶

原料：猕猴桃 100 克，酸奶 200 毫升。

做法：❶猕猴桃洗净，对半切开，用小勺挖出果肉，切块。❷酸奶倒入沙拉碗中。❸将切好的猕猴桃块放入酸奶中即可。

059招 奶酪：含有乳酸菌

清肠功效

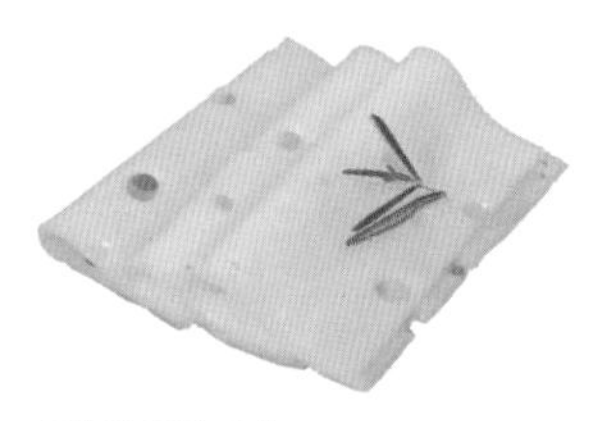

奶酪中的乳酸菌及其代谢产物可以促进机体的代谢能力，有利于维持人体肠道内正常菌群的稳定和平衡，可辅治便秘和腹泻。

奶酪含有多种维生素，能增强人体抵抗疾病的能力，保护眼睛健康并保持肌肤润泽。

奶酪的钙含量远远高于牛奶，因此是补钙佳品。奶酪中的脂肪和热能都比较高，因此一次不宜食用太多。

清肠吃法

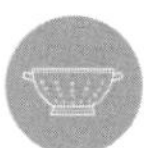 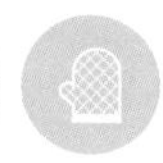 

炖煮 烤制 即食

主要营养素

蛋白质、脂肪、多种维生素、钙、锌等

将奶酪与淡奶油以1：1比例混合，加少许白糖搅打至沙拉酱状，拌蔬菜食用，可润肠通便。

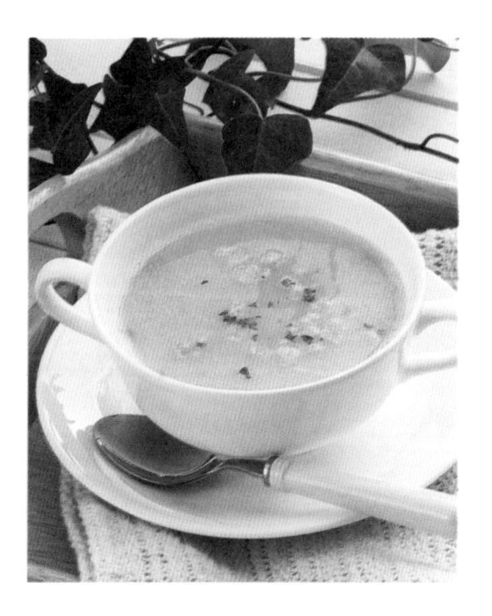

奶酪蛋汤

原料：鸡蛋2个，奶酪2片，罗勒碎、盐各适量。

做法：❶锅中烧水，水开后打入鸡蛋，用筷子迅速搅散。❷加入奶酪片，小火慢煮5分钟。❸出锅前加入适量盐、罗勒碎调味即可。

060招 纳豆：预防大肠癌

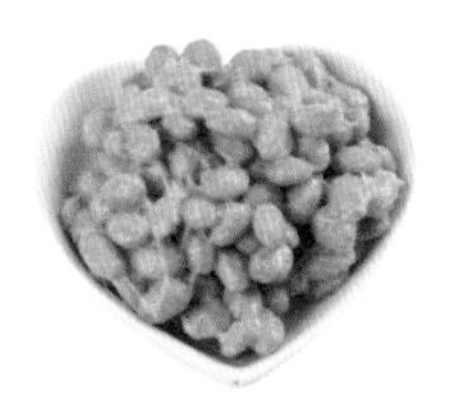

清肠吃法

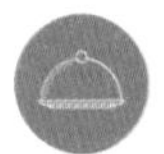 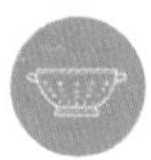 

即食 拌饭 凉拌

主要营养素

蛋白质、膳食纤维、B 族维生素、钠、钾、钙、磷等

清肠功效

纳豆中含有丰富的膳食纤维，食用后有助于促进排便，还能在一定程度上起到预防大肠癌等疾病的作用。

纳豆中含有淀粉酶、蛋白酶等多种酶类，能促进胃肠的消化吸收。

纳豆还含有多种活性成分，对于预防疾病、延缓衰老等有益，所以纳豆被认为是一种营养食品。

酱油、果醋、葱花、腌梅干少许，拌入适量纳豆中，佐餐食用，可润肠。

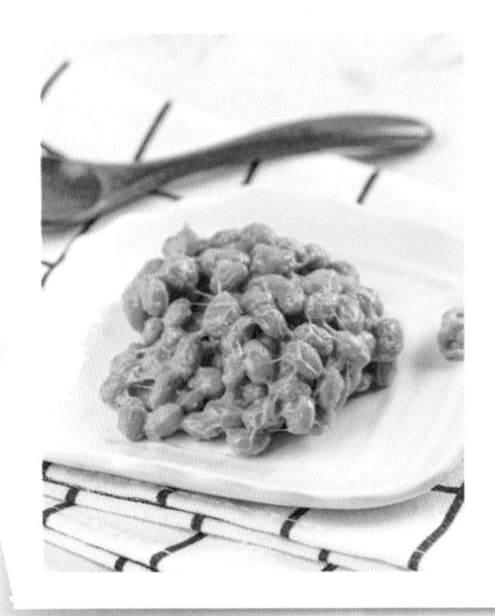

纳豆

原料：干黄豆 250 克，纳豆菌粉 5 克，白糖少许。

做法：❶黄豆用清水浸泡过夜，洗净沥干。❷黄豆用高压锅煮熟透。❸待冷却至 40℃，加入白糖搅拌均匀，倒入酸奶机中，加入纳豆菌粉，拌匀。发酵 16~20 小时。❹放冰箱冷藏一晚，即可食用。

061招 泡菜：含有肠道有益菌

清肠功效

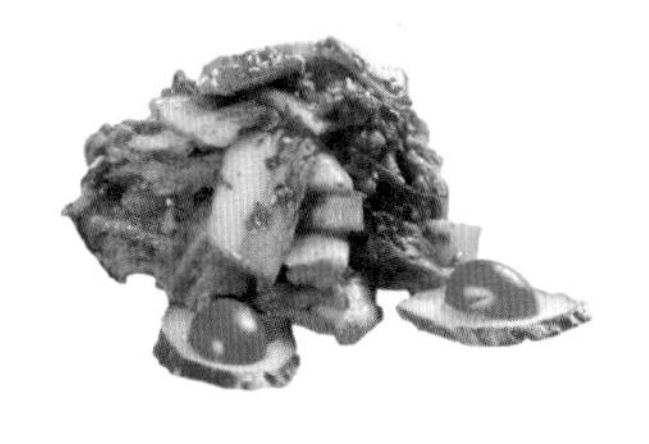

泡菜主要以辣椒、圆白菜、大白菜、豇豆和黄瓜等为原材料，以微生物乳酸菌为主导发酵而成，其中富含以乳酸菌为主的功能菌群，所以泡菜风味诱人、营养丰富，既可满足不同口味，又可增进食欲，帮助消化。

泡菜含有丰富的膳食纤维，可以加速肠道蠕动，缓解便秘。

泡菜中的重要原材料之一辣椒能促进胃液分泌，增进食欲，促进肠蠕动。

清肠吃法

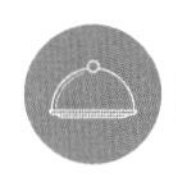 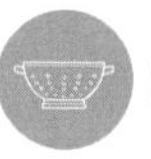 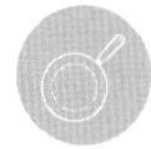

即食 炖煮 炒制

主要营养素

膳食纤维、碳水化合物、多种维生素、钾、钠等

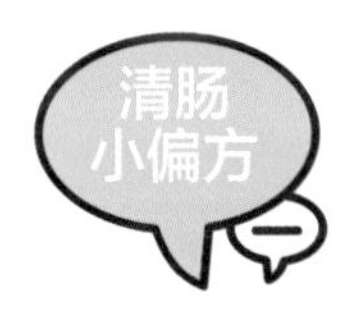

老坛酸菜200克，豆腐100克，猪瘦肉50克。锅中倒油烧热，放入切好的瘦肉片翻炒，再放酸菜碎略炒，加足量水，放入豆腐块煮沸。此汤有缓解便秘的功效。

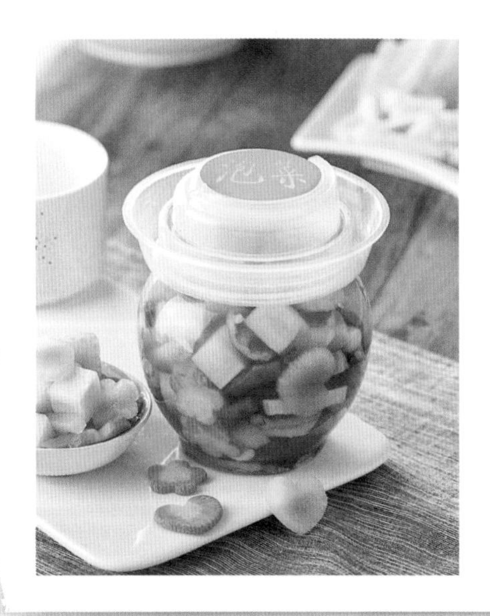

家常泡菜

原料：白萝卜、莴笋、胡萝卜各100克，泡椒10克，麻椒5克，姜丝、盐、白糖、白酒各适量。

做法：❶将白萝卜、莴笋和胡萝卜洗净，切块。❷玻璃瓶中放适量温水，放入麻椒，加少许盐、白糖、白酒、泡椒、姜丝并拌匀。❸待水凉透，放入备好的蔬菜，使瓶中水没过菜，将盖密封。❹腌制1周后即可食用。

清肠道

饮食 + 排毒 + 运动

第三章

常见的肠道问题及调理

便秘和腹泻是肠道“求救”的信号，也是肠道最常见的两个问题。引起肠道问题的原因多种多样，在治疗时进行辨证施治才能起到良好的效果。轻度的便秘、腹胀、腹泻等症状可以通过饮食调理来缓解，严重时需尽快就医，排除肠道疾病。

062招 腹泻有哪些危害

腹泻是很常见的症状，绝大多数人都有过腹泻的经历。腹泻的症状是每日排便次数明显超过正常次数，大便稀薄，呈水样。其病理是由于肠道黏膜分泌增加、肠道黏膜损伤及肠道动力异常等原因所致。

腹泻还是肠道里的液体堆积到一定程度后把细菌及病毒排出体外的保护性反应。长期腹泻会对身体造成严重伤害。

导致身体脱水

腹泻次数过多会造成人体脱水，从而导致一系列脱水症状，这是腹泻导致死亡的最主要原因。

导致矿物质流失

腹泻通常会使人体流失大量矿物质，从而导致人体电解质平衡紊乱。如缺钾时，会让人全身虚弱无力或者心律失常；缺钠会导致低钠血症，严重时会引起患者神志改变。

营养不良

腹泻会导致肠道的营养吸收不充分，能量供给不足，易导致营养不良，出现头晕眼花、四肢疲乏、心慌气短等症状。儿童腹泻还会影响其生长发育；孕妇腹泻则易引发宫缩，腹泻可使身体水电解质失调和酸碱平衡紊乱诱发流产。

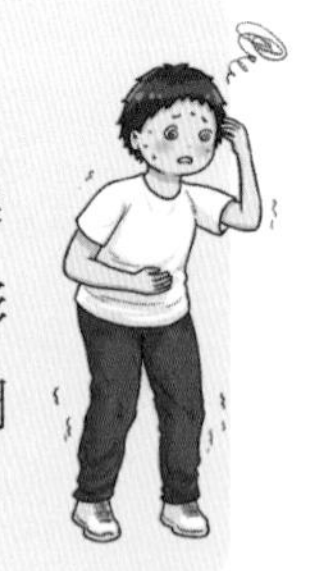

免疫功能下降

长期腹泻会导致人体对传染病的抵抗力减弱。

063招 引发肠道感染的原因

腹泻的主要原因是肠道感染，而引发肠道感染的原因有以下几个方面。

饮食不洁

被污染的水或食物里含有有害菌，随饮食进入肠道，会影响肠道健康及正常运转。饮食不洁导致的腹泻症状为大便稀软或呈水液状，一天几次到几十次，伴有恶心、呕吐等症状。

身体受凉

进食冷的荤食、吃太多冷饮、身体着凉等引发的腹泻会导致肠道感染，表现在腹泻时伴有肠鸣，肚脐周围疼痛等症状，需要及时补充电解质和水分。

心理性腹泻

精神压力过大，过度紧张等可能会引起消化不良、腹泻等症状。

消化不良

暴饮暴食，进食过多蛋白质或脂肪含量较高的食物会导致胃肠负担加重，引发消化不良问题。消化不良导致的腹泻伴有恶心、打嗝、腹胀、放臭屁等症状。这种情况通常建议促进消化，不建议服用抗生素。

病毒感染

表现为大便稀溏，多由轮状病毒等病毒感染引起。

病理性腹泻

如果排除了肠道疾病因素，则需要检查是否有甲状腺功能亢进、慢性胰腺炎、胆囊炎的疾病情况，很多其他疾病也会引起腹泻，需及时就医查看。

064招 急性腹泻的症状及诱因

急性腹泻主要表现为大便次数增多，严重者一天腹泻 8~10 次甚至 10 次以上，粪便稀薄、水分增加，极易引起体内电解质急剧流失，导致身体脱水。

起病急，治疗快

急性腹泻大多由急性病原体感染所致，起病急，发病迅速，病情较为严重，但是治疗和恢复也快。

针对细菌感染类型的腹泻，医生通常会进行抗生素治疗；如果是食物中毒或误食有毒物质，可以进行洗胃治疗；如果合并有口干、尿少等脱水症状，则需要输液或口服补液盐以补充身体流失的电解质和水分；如果是霍乱等传染性较强的急性腹泻，则需要进行隔离治疗。

急性腹泻在夏季容易高发，因夏季气温高，空气湿度大，更适合病原微生物滋生。因此人们在夏季更要注意急性腹泻的预防。饭前便后用肥皂或洗手液等仔细洗手；注重食品卫生及安全。

急性腹泻的诱因

大多数急性腹泻的发生是由于细菌感染所致，饮食不洁、食物中毒等引起急性中毒症状。急性腹泻常伴有发热、呕吐、小腹疼痛等症状。

发生急性腹泻，如果每日超过 4~6 次就需要引起重视，及时就医。另外，如果每日大便含未消化食物或脓血、黏液时，也应引起重视。

另外，暴饮暴食、肠黏膜发生病变、应激等都会导致肠道异常，诱发腹泻。

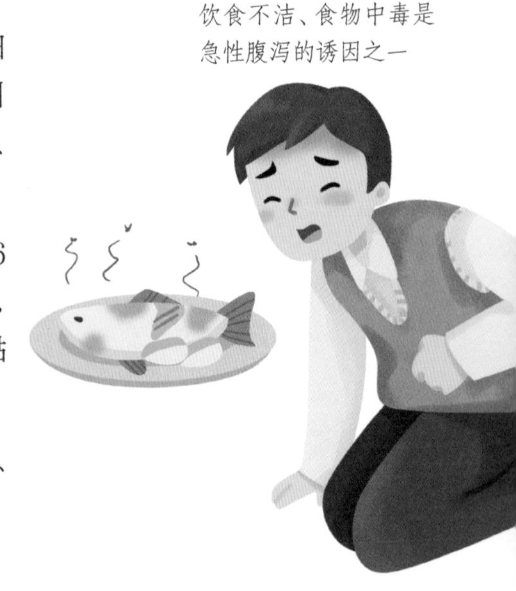

饮食不洁、食物中毒是急性腹泻的诱因之一

065招 急性腹泻的对症食谱

当呕吐严重、排便频繁时，应禁食，在医院输液补充电解质和水分。呕吐停止后，可食用清淡、易消化的流质食物。

赤小豆山药粥

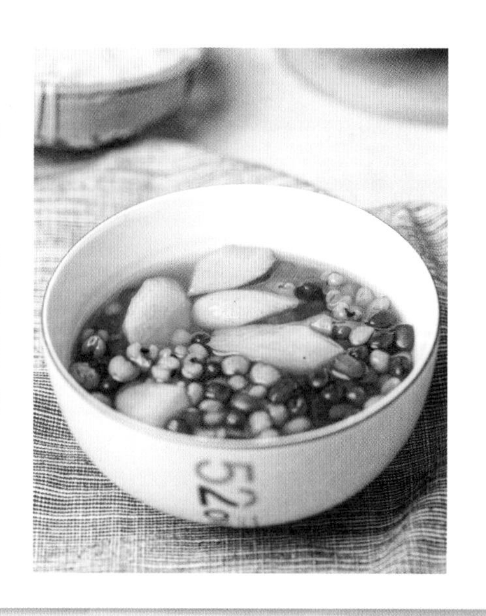

原料：赤小豆、薏米各 30 克，山药 50 克，燕麦片适量。

做法：❶赤小豆、薏米分别洗净，浸泡 4 小时；山药洗净，削皮，切块。❷赤小豆和薏米放入锅中，加水煮沸后转小火煮 1 小时。❸将山药块、燕麦片倒入赤小豆薏米水中，继续煮 10 分钟即可。

功效：适合急性肠炎患者恢复期食用，具有利水祛湿、健脾止泻的作用。

胡萝卜小米粥

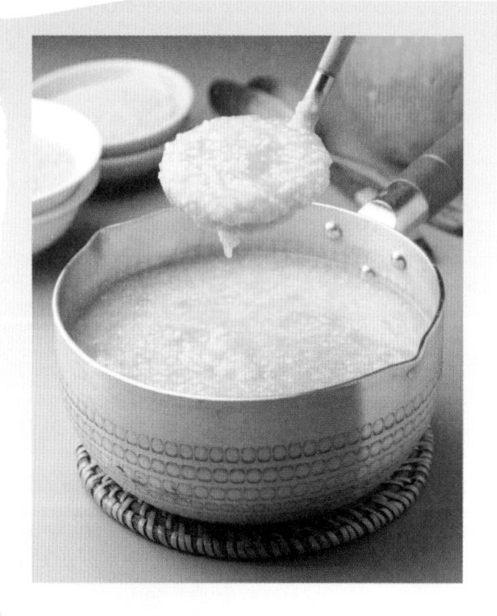

原料：胡萝卜、小米各 50 克。

做法：❶胡萝卜洗净，切小块；小米用清水洗净。❷将胡萝卜块和小米放入锅中，加清水大火烧开，转小火慢熬至小米开花、胡萝卜软烂即可。

功效：易消化，可以补充腹泻后身体流失的水分和矿物质，有清热解毒、滋阴健脾、润肠止泻的作用。

066招 慢性腹泻的症状及诱因

慢性腹泻病因较为复杂，其排便次数不如急性腹泻多，但是腹泻持续时间较长，起病较缓，迁延不愈，较难治疗。

起病缓，较难治疗

每日排便次数明显超过平日，粪便稀薄，大便含水量增加，可伴有未消化完的食物或黏液、脓血等，常伴有腹痛、排便感急迫、肛门不适等症状。

慢性腹泻会造成身体电解质紊乱，肠道菌群失调，导致疾病迁延不愈。

慢性腹泻要及时治疗，如果控制不住发展成长期腹泻，这对身体伤害较大，会造成营养不良、严重缺水、酸碱失衡等，严重者有生命危险。长期慢性腹泻患者应尽快去消化内科就诊，进行胃镜、肠镜检查，首先要排除消化系统器质性病变的可能性。

慢性腹泻的病因

肠道消化能力不足、肠功能紊乱、肠道菌群紊乱等均会引发慢性腹泻。同时，胃部疾病、内分泌系统或心理因素等也可能会导致慢性腹泻的发生。

此外，暴饮暴食，食用生冷、辛辣等刺激性食物或受凉等情况也可能引发慢性腹泻。在治疗时，需要深入了解病因，对症治疗。

饮食需注意

慢性腹泻期间，不宜吃含膳食纤维较多的食物，如粗粮、韭菜、芹菜等，也不宜吃坚硬不易消化的肉类，如火腿、香肠、腌肉等。所食菜肴应以清淡、易消化为主，尽量避免重油、重辣，且不宜饮酒。

腹泻患者不宜吃香肠、熏肉等，在烹调上应多采用蒸、煮、焖等方法

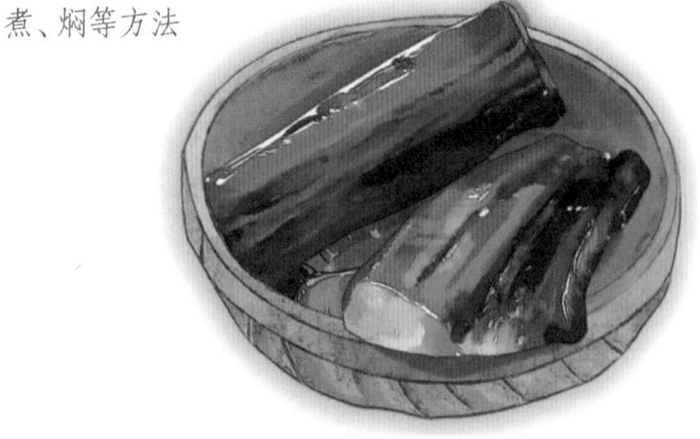

067招 慢性腹泻的对症食谱

慢性腹泻期间应食用无刺激、易消化的食物，同时还需补充蛋白质、维生素及矿物质等营养素。

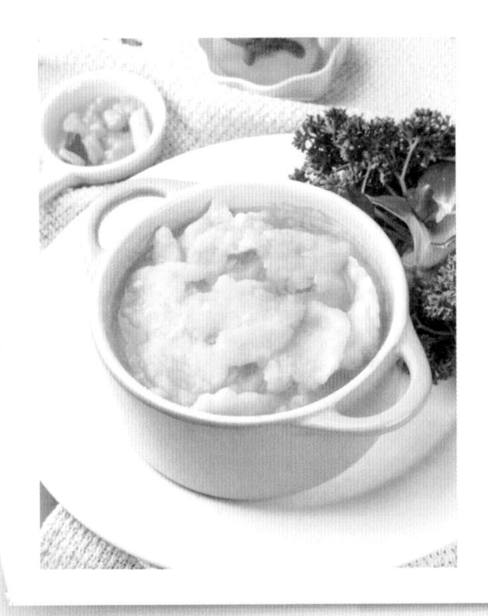

南瓜汁鱼片

原料：鱼肉300克，南瓜200克，葱段、姜片、料酒、盐各适量。

做法：❶鱼肉洗净，切薄片，用葱段、姜片、料酒、盐腌制10分钟。❷南瓜洗净，去皮，切块，蒸熟，用勺子碾压成泥。❸热锅烧油，放入鱼片煎至八成熟，加入清水没过鱼片。❹将南瓜泥放入锅中一起熬煮至熟即可。

功效：可以补充蛋白质，易于消化和吸收。

虾皮炒西葫芦

原料：西葫芦1个，虾皮10克，盐适量。

做法：❶西葫芦洗净，切片；虾皮洗净，沥干。❷锅内倒油，油热后下西葫芦片翻炒至八成熟。❸下入虾皮翻炒，加适量盐调味即可。

功效：味道咸鲜，开胃健脾，清淡有营养。

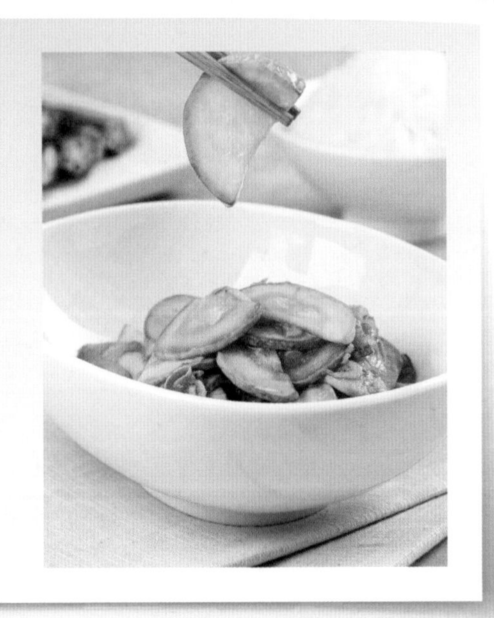

068招 避免食物中毒

食物中毒是生活中常见的现象，其症状有恶心、呕吐、腹泻、头晕、腹痛等。食物中毒可以刺激肠道引发一系列消化系统问题。发生食物中毒后需及时到医院治疗。

消灭剩饭剩菜

提前规划好饭菜分量是不留剩饭剩菜的最好办法。

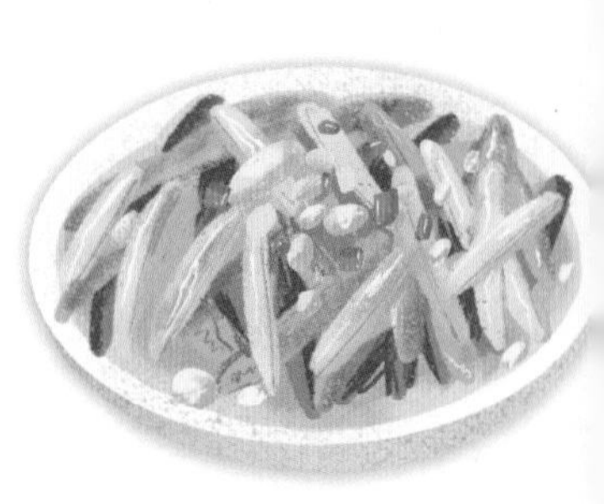

绿叶菜经反复加热，营养成分流失较多，且含较高的亚硝酸盐，不利于健康。主食或肉食可在密封后存入冰箱，并且最好在当天内食用完，再次食用前应热透，否则易导致细菌滋生。

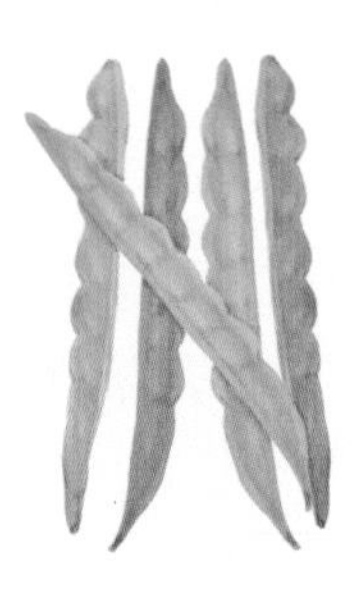

豆类要充分煮熟

生的四季豆、芸豆、黄豆等豆类及其制品含有皂苷、胰蛋白酶抑制物等，可以刺激胃肠黏膜，引起呕吐、腹泻等，但是在100℃环境下皂苷等物质可以被破坏，因此在做豆类食物时需要充分煮熟。

蘑菇不能乱吃

自己采摘或非正规渠道获得的蘑菇有可能是毒蘑菇，有诱发食物中毒的风险。情况严重的还会引起肝肾功能损伤、神经性损伤等严重后果。

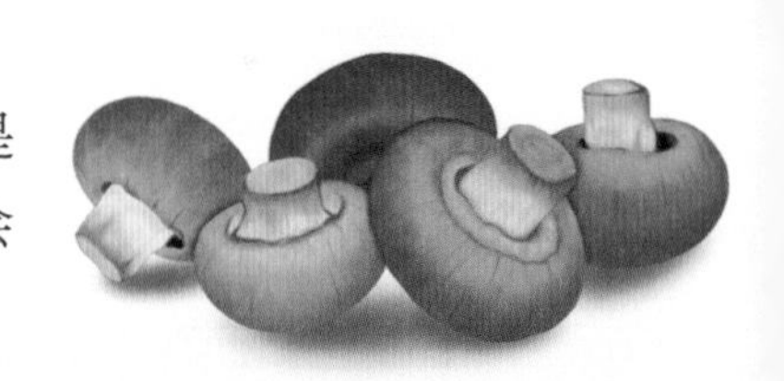

厨房里这些东西必须扔掉

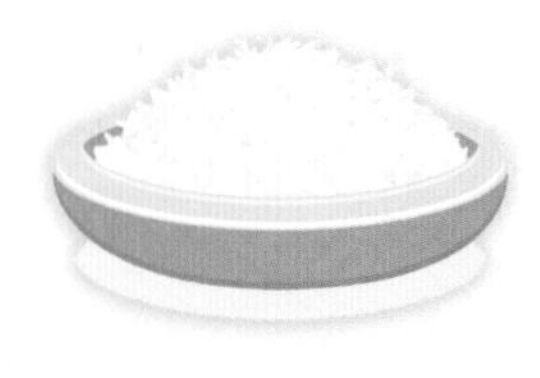

发霉的菜板、发霉的五谷杂粮等有可能含有黄曲霉素，这种霉素耐高温（一般加热温度无法将其破坏掉）、毒性极强。食用被黄曲霉素污染的食物后，会导致胃肠出血、肝功能损坏等，严重者会引发癌症或死亡。

069招 腹泻患者如何调理

症状较轻的腹泻通过饮食调理即可痊愈，而较严重的或持续时间较长的腹泻则需要在医院做详细的检查，有针对性地进行治疗。

清淡饮食

腹泻患者胃肠比较虚弱，可以食用易于消化的白粥、馒头、面条、煮熟的苹果等，不宜食用辛辣、油炸、油腻、烟熏的食物。同时，需要注意的是，牛奶、鸡蛋、豆浆会加重消化负担，在腹泻时食用会加重病情。大蒜、花椒等香辛料食用后也会对胃肠有刺激作用，食用后有可能加重腹泻程度，应避免食用。

腹泻患者应食用清淡、易于消化又有营养的食物

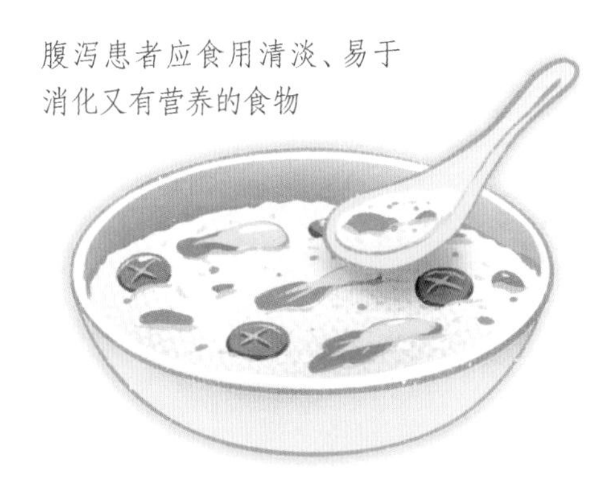

饮用白开水，少喝饮料

腹泻患者需要补充身体流失的水分，白开水和补液盐是最好的选择。碳酸饮料、咖啡、浓茶等饮品都会对肠胃造成刺激，有可能加剧腹泻症状。

可服用益生菌

适量服用益生菌可调理肠道菌群，促进消化，对细菌或病毒性肠道感染、水土不服等情况引起的腹泻有一定缓解作用。

增强身体免疫力

注意身体的保暖，在饭后可以适量运动以增强身体免疫力。腹泻的防治重点在于预防，生活中特别需要注意饮食卫生，养成良好的生活习惯，坚持体育锻炼。另外，可以多吃一些含有优质益生菌的食物，促使肠道菌群保持平衡，增强身体免疫力。

止泻小妙方

石榴皮煮水：用3~6克石榴皮，捣碎、煮水喝或者煮粥食用，可以缓解腹泻。

焦米煮水：取50克大米，洗净晾干，入锅干炒，炒至焦黄微香，加适量水煮开，饮用，对消化不良、腹泻均有效果。

070招 便秘的症状及分类

便秘是指在多种致病因素的作用下，结直肠和肛门的结构和功能发生改变，以排便困难、排便量少、排便次数减少或排便有不适感等为主要表现的一类疾病。

好发于老年，女性多于男性

有研究表明，成年人中约有4%的人常被便秘困扰，而这个比例在60岁以上的老年人中占比更高，达到20%，而且，这些常便秘的人中，女性多于男性。

便秘的主要症状

便秘的判断标准为持续2周或2周以上的排便困难。排便次数少于每周3次，严重者可能2~4周排便1次，排便时间延长，严重者每次排便时间可达30分钟以上。大便性状发生改变，粪便干结，排便困难或费力，有排便不尽感等症状。

便秘类型的分类

轻度便秘：便秘症状较轻，对患者工作、生活影响不大。通过饮食调理或少量胃肠动力药物等可有效解决

中度便秘：服用泻药后疗效较差，处于轻度与重度之间

重度便秘：排便依赖于药物作用或用药也不起作用。症状较严重，患者心理产生障碍

071招 便秘的危害

轻度便秘会引起痔疮、肠道溃疡等，长期严重的便秘可能会导致直肠癌。一般便秘持续10年以上更容易有癌变的可能。长期便秘还会引起患者出现精神和心理障碍，极大影响生活质量。

体内毒素增加

长期便秘导致废物无法顺利排出，毒素被肠道反复吸收，进而由血液循环影响全身，导致面部暗淡无光，容易长痘痘，皮肤粗糙。同时，肠道内废物堆积，导致身体代谢能力降低，更容易出现内分泌失调、肥胖、乏力等症状。

影响心血管系统

便秘患者在排便时，腹压处于增高的状态，心率加快，易导致心肌耗氧量增加，引起“排便性心绞痛”，更甚者可能导致心肌梗死。因此，患有高血压、心脏病、脑动脉硬化的人群需要特别注重饮食和身体的调理，以防便秘。

易导致肛肠疾病

便秘可诱发肛肠疾病，如肛裂、痔疮、肠炎、肠梗阻等。另外，长期便秘可能还会增加大肠的癌变或肠道黏膜病变的风险等。

影响生育

长期便秘造成肛门压力不稳定，还影响膀胱、子宫等盆腔组织功能，使提肛肌、会阴深横肌等肌肉群出现营养不良及过度松弛现象，进而导致性欲下降、性功能障碍。

心理影响

俗话说，“十个便秘九个疯”，长期便秘是一种难言之隐，其带来的不适会影响便秘患者的睡眠，引起焦虑不安，甚至诱发心理障碍，导致抑郁症、焦虑症等病症。

072招 导致便秘的因素

每天1次大便是比较理想的排便状态，便秘的发生与日常饮食和生活习惯息息相关。

饮食结构不合理

进食过多，尤其是肉食、油腻、甜食、口感较重的食物都容易引发便秘。同样，长期节食，胃肠中食物较少，胃肠动力下降，也会导致便秘。

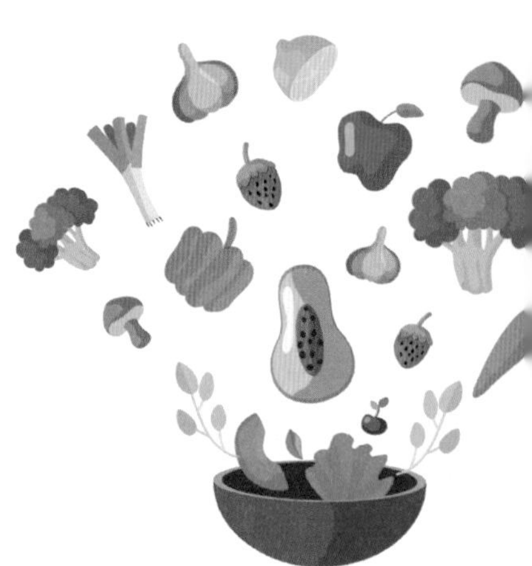

饮食不均衡、节食都会导致便秘

饮酒、食用辛辣刺激性食物

酒精及辛辣刺激性食物会使人体缺水，引发肠燥，加剧便秘症状。

精神压力大

精神压力大、不良情绪较多、精神高度紧张引起的便秘为“压力型便秘”。当人处于紧张状态时，交感神经兴奋，肠道蠕动受到抑制，就会造成便秘。

不良的排便习惯

一般来说，大便应在3分钟以内完成。如果有便意时，经常性地憋便，会影响便意的再次产生，造成习惯性便秘。有的人喜欢一边排便一边看书或看手机，这样会扰乱神经对排便系统的指挥，人为地导致便意迟缓或没有便意，更容易诱发痔疮。

长期缺乏运动

久坐、久卧等习惯都会诱发便秘，身体缺乏运动，会导致胃肠道蠕动减慢。刚出生的婴儿或重病的人需要整天卧床，这时，经常帮其翻身可以预防便秘。

073招 便秘患者如何调理

如果长期便秘，通过饮食和生活习惯也得不到有效改善，就需要去医院进行检查了。

不要一便秘就吃药

有些泻药具有很强的刺激性，可加快结肠运动或刺激大肠液引发排便反射，虽然起效比较快，但会导致不可逆的肠神经损害和肌肉萎缩，多次使用还会导致药物依赖。使用药物前先进行一段时间的饮食调理，效果如果不理想，再进一步考虑药物干预。

补充膳食纤维

蔬菜、水果、豆类、薯类、菌藻类、粗粮类食物中含有大量的膳食纤维。它们在肠道里会像扫把一样将粪便清出体外。有研究表明，中国居民膳食纤维摄入普遍不足，且呈下降趋势，这是导致人们易患肥胖、便秘、结肠癌、心脑血管疾病等的重要原因。

良好的排便习惯

养成定时排便的习惯，有便意时及时上厕所，尽量不要憋便。上厕所不带手机或书本，专心排便，尽量在 5 分钟内排便完毕。

一些调理便秘的食物

原味纯酸奶含有乳酸杆菌和双歧杆菌，可以改善便秘。西梅、成熟的香蕉等水果含有丰富的膳食纤维，适量食用对缓解便秘有一定效果。

适当锻炼

散步、慢跑、太极、瑜伽等运动都可以促进肠道蠕动。

早起一杯水

早起喝一杯白开水或蜂蜜水可以唤醒“便意”，帮助身体排出毒素。

膳食纤维 25~35 克示意

2 碗白米饭	1 碗杂粮饭	1 盘蔬菜	1 个苹果	1 小碟豆制品

成年人每天需要补充 25 克左右的膳食纤维，大约相当于 400 克谷类、500 克蔬菜、300 克水果和 50 克豆制品。

074招 4款排毒益肠食谱

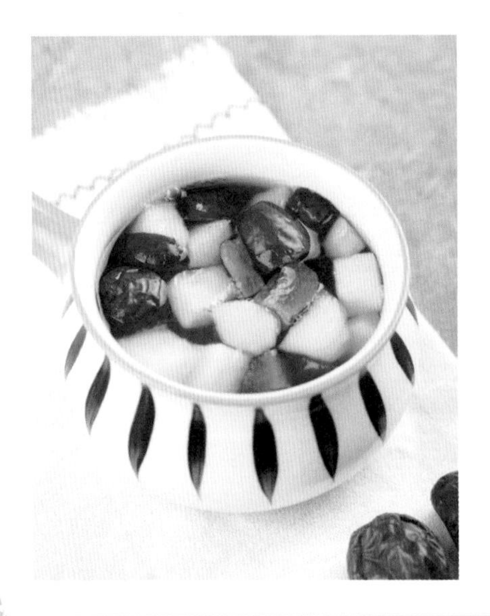

苹果雪梨山楂汤

原料： 苹果、雪梨各200克，山楂3克，红枣5克。

做法： ❶将苹果、雪梨洗净，去皮后切块，和山楂、红枣一起放入锅内，加适量水。❷大火煮开后，转小火煮30分钟即可。

功效： 常饮可开胃消滞，助消化。

水果麦片酸奶

原料： 酸奶200克，草莓、蓝莓、火龙果各20克，即食燕麦片5克，蜂蜜适量。

做法： ❶将火龙果、草莓、蓝莓去皮切丁；即食燕麦加沸水烫至浓稠，凉凉备用。❷杯中放入酸奶，加入水果丁和燕麦片，放入蜂蜜调味即可。

功效： 调节肠道菌群，助消化。

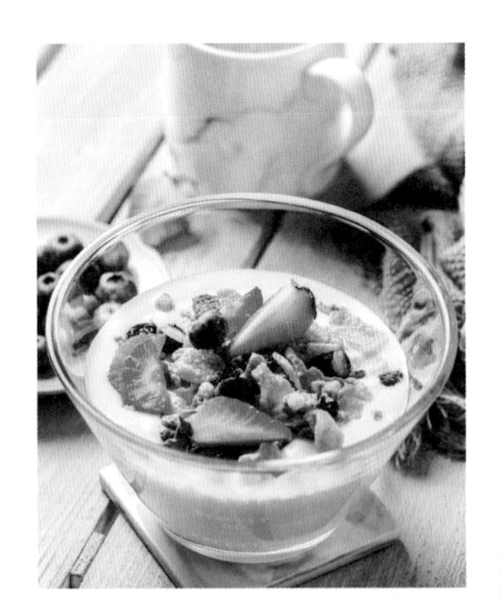

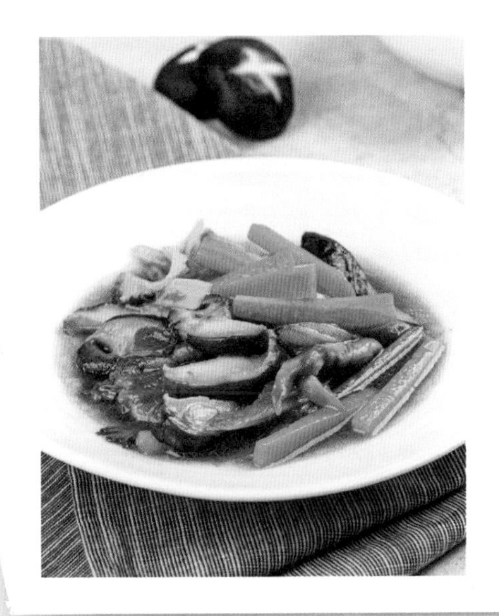

田园小炒

原料：西芹 100 克，鲜香菇、蘑菇、胡萝卜各 50 克，盐适量。

做法：❶西芹洗净，切段，入沸水中焯烫，捞出沥干。❷香菇、蘑菇洗净，切块；胡萝卜洗净，切条。❸锅内放油烧热，依次放入芹菜段、胡萝卜条、香菇块、蘑菇块，翻炒均匀。❹加少量水和盐，炒熟即可。

功效：可以补充膳食纤维，促进宿便排出。

木耳炒白菜

原料：干木耳 10 克，大白菜 150 克，盐适量。

做法：❶干木耳泡发，放入沸水中焯烫，捞出沥干；大白菜洗净，切片。❷锅内倒入油，待油热后下木耳翻炒。❸放入大白菜片翻炒，加入适量盐调味即可。

功效：木耳富含膳食纤维，可促进肠道蠕动。

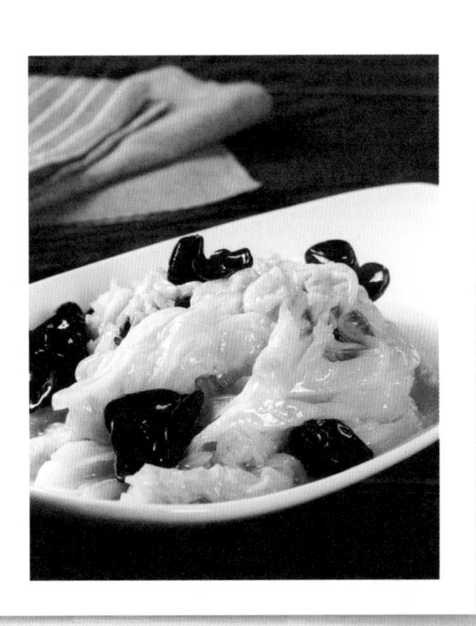

075招 肠胀气的诱因

胃胀气通常是上腹部有饱胀感，肠胀气则通常表现为下腹部的撑胀不适感。肠胀气通常伴有肠鸣音亢进，肛门排气受阻或增多，以及便秘。

引发肠胀气的原因

肠胀气的病因分为功能性及器质性两种。若是功能性胀气，一般来说主要跟饮食因素密切相关，或者胃肠道功能紊乱导致，这种情况不必过于担心，通过饮食结构调整或者药物干扰，症状会得到改善。若是器质性病变引起，如慢性胃肠炎、胃肠道息肉、胃肠道肿瘤、肠梗阻等，则需要去医院进行检查，对症治疗。

此外，一些与消化吸收功能不良有关的非疾病因素，如饮食不规律，或摄入过量红薯、豆类、碳酸饮料等容易产气的食物或饮品，也容易诱发肠胀气。

肠胀气的危害

肠胀气是一种很不舒服的腹部不适。肠内逗留的食糜在细菌作用下发酵腐败，产生毒气又无法尽数排出，则会给人造成严重的不适感。

肠胀气还会引起阵发性腹痛、排气增多、大便干结及排便困难等。

如何改善肠胀气

少食多餐：避免短时间内进食过多。

细嚼慢咽：减轻胃肠负担，同时避免吃饭时吸进过多空气。

多吃易于消化的食物：如米饭、蔬菜、水果等，少吃难以消化的高蛋白、高脂肪及油炸食品。

尽量不喝含咖啡因、酒精及碳酸的饮料：可适量喝酸奶，多喝温水。

另外，萝卜、豆类、红薯、韭菜、生葱、生蒜、芹菜等食用后易产气，肠胀气期间应减少食用。

韭菜不易消化，易产气，肠胀气患者应少吃

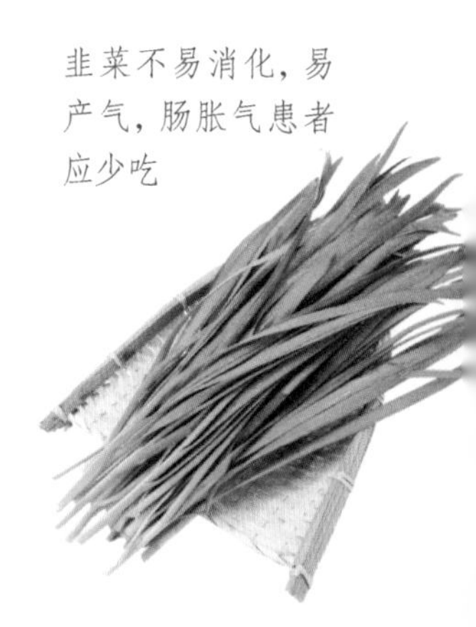

076招 缓解肠胀气的运动

肠胀气往往与缺乏运动有关，久坐、久站都会影响身体经络的运行。人们虽然日常生活比较繁忙，但在工作、生活间隙依然可以做一些简单的运动来促进肠道蠕动，改善胀气。

1. 扭胯

站立，双脚分开，胯向左转动20次，再向右转动20次，重复做几组。

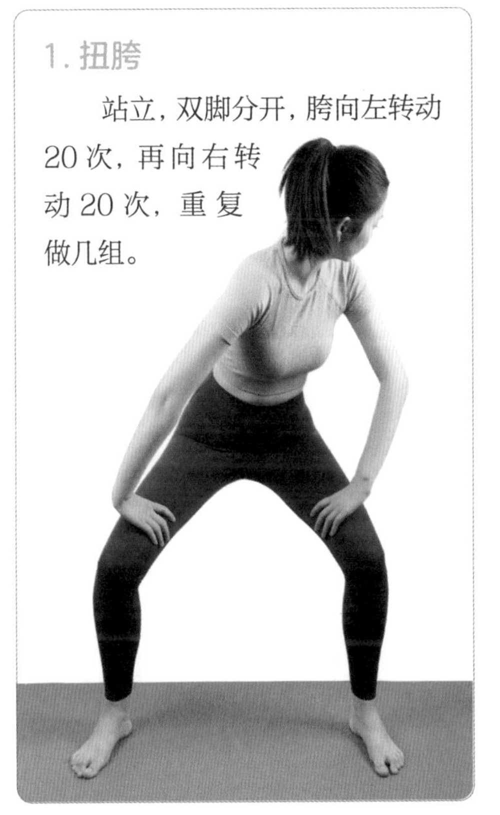

2. 站立腹式呼吸

站立，双脚微分开，目视前方，同时做腹式呼吸3~5分钟。

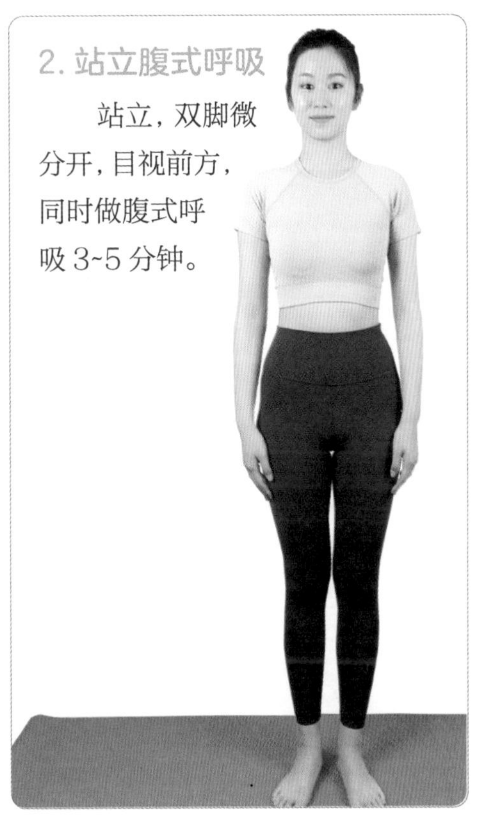

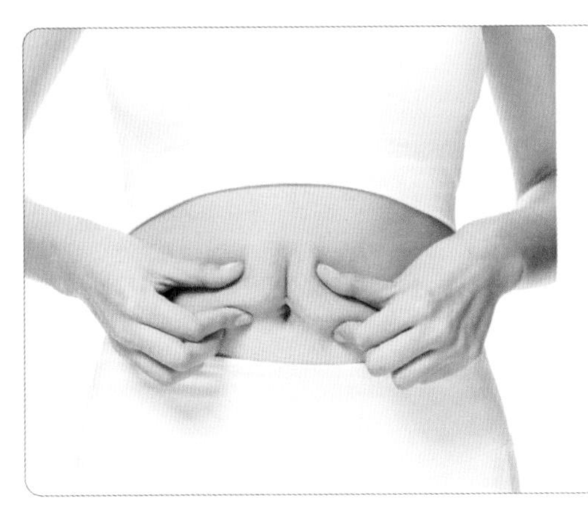

3. 捏腹

站立，拇指与四指相对，捏起腹部皮肉，并轻轻捻搓20次，双手各从腹外侧捏至肚脐。较胖者，可采用坐位。

还可用热水袋或热毛巾敷在胀痛部位，紧贴腹部，让热量渗透进去，可以缓解因身体受凉引起的腹部不适。

077招 食物不耐受

生活中会遇到这样的人：一旦喝牛奶，或进食奶类食物就会产生腹胀、腹泻、呕吐等不适反应，这种症状就是俗称的“牛奶过敏”，也就是乳糖不耐受。

食物不耐受的原因

食物不耐受是体内缺乏分解某种食物的消化酶，进食该食物后，肠道无法正常水解吸收食物中的成分，那些没有被分解的成分就有可能在肠道内被细菌发酵，引发一系列肠道的非感染性腹胀、腹泻、肠绞痛等症状。常见的易引发人体不耐受的食物有乳糖、麸质、大豆、坚果、酒精、人造甜味剂、水杨酸等。

引起食物不耐受的其他原因有患者存在胃肠动力不足、肠漏症等消化道问题或者与食物成分的药理性反应等有关。

如何检测食物不耐受

不同的人不耐受的食物种类不一样，就算是对同一种食物不耐受，不同的人症状也不尽相同。虽然目前有科学方法检测食物不耐受，但存在一定的局限性。通过亲身经历，进行排除饮食法是最有效的检测方法。

排除饮食法，就是完全避免一种食物3~6个月后，再重新摄入这种食物，并记录身体的反应，看这种食物是否会对身体产生影响。

食物不耐受的症状

食物不耐受最常见的症状有腹泻、腹痛、溃疡、消化不良等消化道症状；有的则会引起皮疹、荨麻疹、湿疹、血管性水肿等皮肤疾病，还有的则会引起呼吸不畅等症状。

078招 食物过敏

食物过敏在生活中比较常见，食物过敏会使胃肠道、皮肤黏膜、呼吸道出现或轻或重的症状，严重者甚至可能引起过敏性休克。

食物过敏的症状

一般食物过敏发病速度比较快，通常在进食后 30 分钟左右发作，慢的可能在进食 48 小时左右发作。

最常见的症状是恶心、呕吐、腹痛、腹泻、胀气等；有的则会血压升高，发生头痛、头晕等症状，有的则会引起全身关节的酸痛或由身体不适导致情绪暴躁等心理问题，有的则表现为嘴部皮疹、脸部红肿和荨麻疹，还有的则会影响呼吸系统，引发哮喘、咳嗽、咽喉痛等症状，最为严重的则会引起呼吸困难和过敏性休克，甚至导致死亡。

过敏性休克

一项研究表明，在我国由食物过敏引起的过敏性休克的食物中，最为常见的有牛奶及奶制品、鱼虾蟹贝、鸡蛋和坚果等。

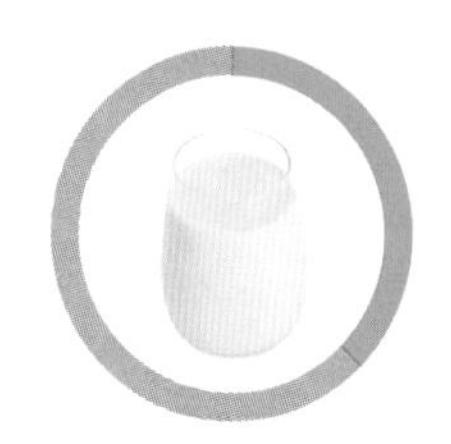
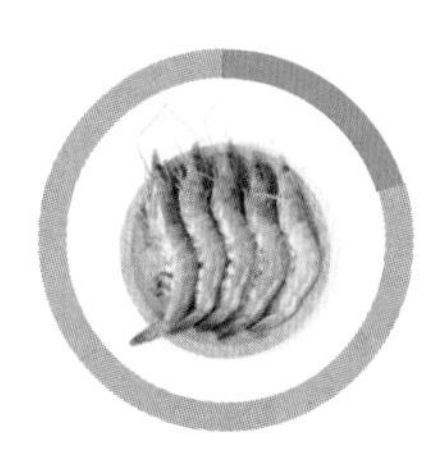
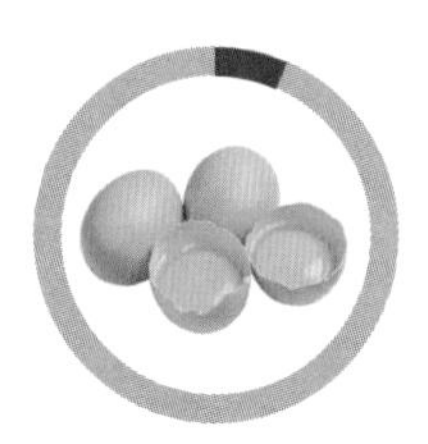
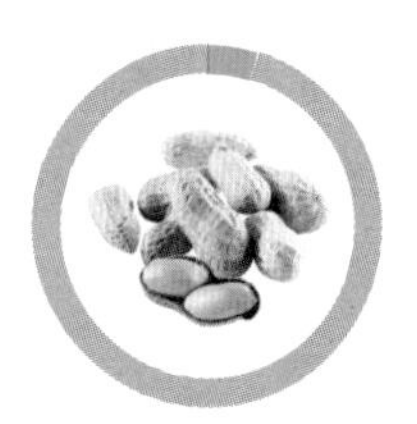

如何避免食物过敏

食物过敏可导致胃肠黏膜损伤，增加胃肠黏膜通透性，从而使更多食物抗原体被吸收，进而易出现过敏反应。出现过敏反应需紧急送医治疗。

当确认某种食物会引发身体过敏性反应时，不仅需要避免摄入，还要防止“误食”。每吃一种新食物前，留意其加工成分中是否有过敏原。例如，对某种坚果过敏，蛋糕、饼干如果加了该种坚果，就应避免食用。

清肠道

饮食 + 排毒 + 运动

第四章

肠道细菌的秘密

与有强酸胃液的胃部不同，人体的肠道恒温恒湿，内部酸碱度变化不大，而且肠道接纳了食糜、残渣，这些都使肠道成为细菌的温床。肠道细菌时时刻刻都在生长、繁殖和代谢，与人体的健康有着极为复杂的联系。肠道菌群不仅影响消化系统，还被证明与阿尔茨海默病、自闭症、抑郁症等息息相关。

079招 肠道里的细菌

常言道“病从口入”，大部分病菌都是从嘴里吃进去的，并且这些病菌进入人体各处的主要途径就是肠道。肠道的健康取决于肠道菌群的活性，如果这些病菌受到肠内有益菌群的抵抗，不能在短时间内侵入人体其他循环系统，就会很快随着大小便排出体外，自然不能致使人生病。

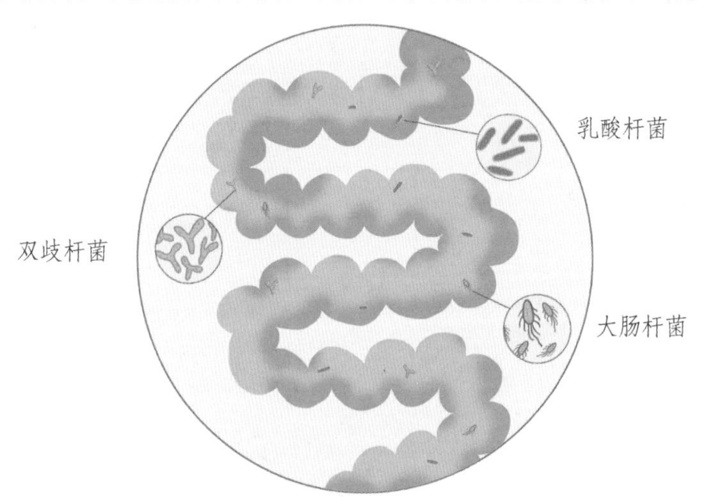

肠道菌群并不是人与生俱来的

胎儿在子宫里是处于无菌状态的，但宝宝出生后，伴随第一口呼吸、第一口乳汁，肠道菌群的始祖们也随着食物、空气、水进入肠道并安营扎寨，不断壮大队伍，扩充地盘，最终形成稳定的菌群构成。

每个人的肠道菌群都不同，人的体形、健康状况同肠道细菌息息相关。最新研究发现，肠道菌群失调与营养不良、肥胖症、糖尿病等疾病也有关。

健康的菌群状态

有益菌的作用并不是像抗生素那样杀死有害菌，而是与同条件致病菌以及有害菌争夺肠道内有限的营养和生存繁殖空间。

“益菌多，坏菌少，条件致病菌刚刚好”的状态，可以激发肠道最大的免疫力，形成比较理想的肠内微生物生态。

080 招 人体的“健康工厂”

人体体表及体内分布着百万亿个微生物，这些肉眼看不见的病菌分布在眼、耳、口、鼻及血液、内脏等处，其中肠道，尤其是大肠中的微生物数量最多。肠道细菌每 20~30 分钟便分裂繁殖一代，旧一代细菌则随粪便被排出体外。

肠道内的有益菌、条件致病菌、有害菌三者一起作用于肠道，在人体免疫及营养代谢中发挥重要作用，可谓人体的“健康工厂”。

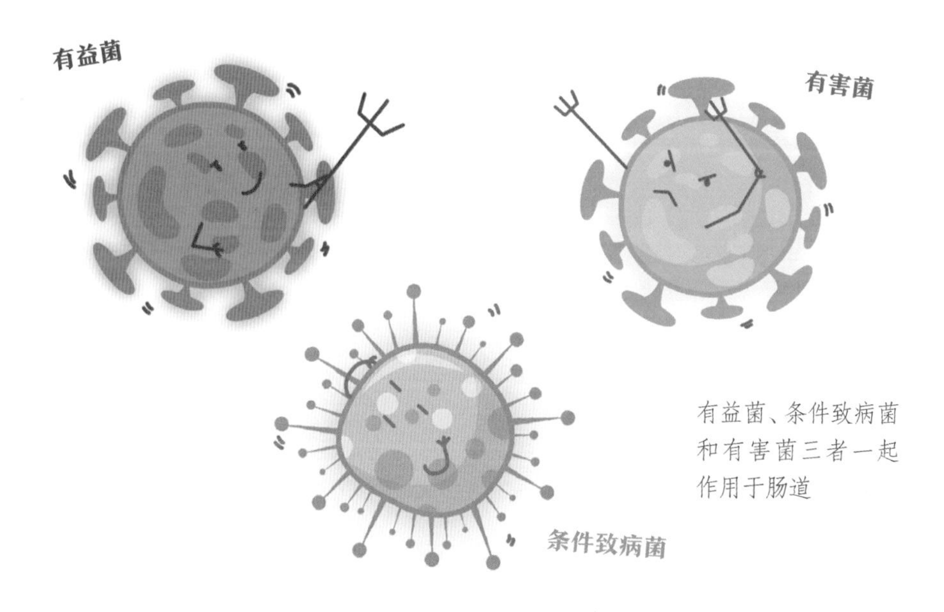

有益菌、条件致病菌和有害菌三者一起作用于肠道

健康菌群可促进胃肠消化

健康菌群可以将部分食物转化为低聚糖、氨基酸、矿物质等营养物质，便于肠道吸收。肠内聚居的大肠杆菌生理菌株可以帮助肠道消化乳糖，并促进身体对多种 B 族维生素的吸收，从而提高机体免疫力。

健康的肠道可以使食物消化与吸收正常运行，使人体各部位得到滋养，不易受外来病菌侵害。

081 招 为何会“水土不服”

我们的肠道菌群就像一个不断开疆拓土的王国，幼年时期的我们食用了不同种类的食物后，肠道内会渐渐形成消化相应种类食物的菌群。成年后，我们的肠道菌群趋于稳定。

与肠道菌群紊乱有关

我们习惯了食用生活所在地的食物后，如果突然到一个饮食习惯、气候与故乡迥然不同的地域，就可能会由于肠道菌群不适应而出现肠道菌群紊乱，也就是俗称的“水土不服”。

水土不服可能会引起腹泻、消化不良等症状，患者可以根据症状进行饮食调理。肠道有一定的自愈能力和适应能力，经过一段时间的调理即可痊愈。必要时可补充益生菌进行调理。

便秘和腹泻都与肠道菌群有关

肠道内各菌群之间相互制约、相互依存，在数量上以及质量上形成了一种生态平衡，一旦机体内外的环境发生了变化，便会出现菌群失衡，造成紊乱。

精神压力过大、饮食失节都会导致肠道蠕动状态恶化，有益菌减少而有害菌增加，从而使肠道排便机制受到影响，引发便秘或腹泻。

当肠道内酸碱度改变，内部细菌的繁殖赶不上死亡，总量减少，就会发生便秘。造成肠道问题反反复复的根本原因就是肠道菌群的失衡。

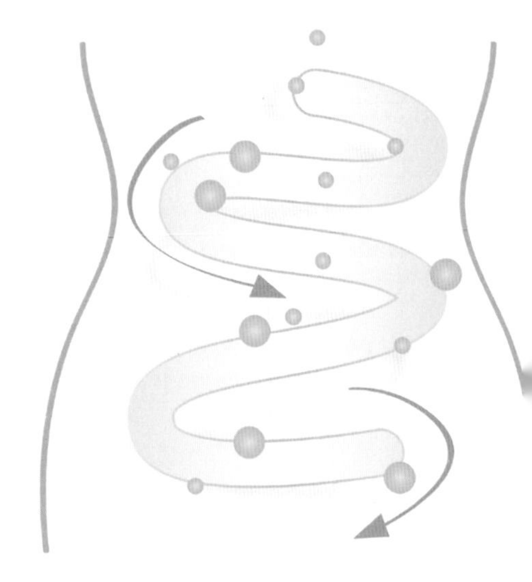

肠道菌群的失衡会造成肠道问题反反复复

082招 肠道菌群与自闭症的关系

自闭症是一种发育障碍类疾病，表现为严重的社会沟通和社会交往方面的缺陷，有局限的、重复的行为、兴趣或活动。中国自闭症患者数量已超过 1000 万人，其中 12 岁以下的儿童超过 200 万人，并且这些数据呈上升趋势。

肠道微生物与精神疾病相关

过去 30 年里，人们普遍认为自闭症的主要病因是遗传因素，这一观点导致自闭症的预防和治疗成效受到极大局限。如今，越来越多的科学研究表明，肠道微生物与自闭症、抑郁症等多种精神疾病有关。

自闭症与肠道菌群

研究表明，人体肠道菌群的发育可能始于胎儿时期。孕妈妈在孕期不健康的生活方式、错误用药、免疫系统疾病等因素都有可能造成宝宝出生后患精神方面的疾病。

患有自闭症的儿童通常存在便秘、腹泻等消化道症状。胃肠道炎症影响身体对营养物质的吸收，再加上经常挑食、厌食，自闭症儿童中营养不良者的比例也很高。严重的肠道问题可能伴随肠道功能损坏，某些代谢物质通过肠道进入血液循环，一些透过血脑屏障进入大脑，影响大脑的正常运行。

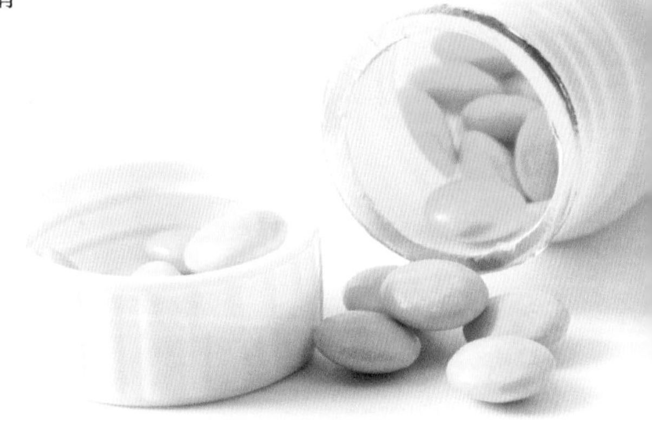

部分自闭症患者与胎儿期、婴幼儿期错误用药有关

083招 为什么"喝水都会长胖"

生活中，常有人会遇到这种情况：食欲很难控制，减肥总是失败；有的人运动了，也控制饮食了，但是减肥效果依然不理想。越来越多的研究表明，易胖体质或易瘦体质可能与肠道菌群有关。

肠道菌群与代谢的关系

肠道菌群在人体营养代谢、免疫调节等多个生理过程中扮演着重要角色。

越来越多的科学实验证明，肥胖的人肠道微生物群多样性较低。美国梅奥诊所一项研究发现，对于采用同样饮食方法和运动方式进行减肥的人，肠道菌群结构是决定减肥效果的关键。肠道活力和脂肪分配受饮食及微生物等共同影响，这也给人塑造良好体形提供了一个非常好的方向。易胖患者可以尝试改变饮食习惯，使肠道菌群更健康。

食物多样化

日常饮食中，我们可以尝试一些以前没有吃过的菜品，尽可能让每日饮食更丰富。另外多接触不同的大自然环境，有利于建立更多样性的肠道微生物群。

肠道菌群在营养物质吸收和能量调节中发挥着重要作用，肠道菌群中丰富的酶类也是多种维生素合成的必要物质，并且对矿物质的吸收也很重要。营养摄入均衡，有利于避免患消化类疾病，预防便秘、血脂异常、直肠癌等疾病。

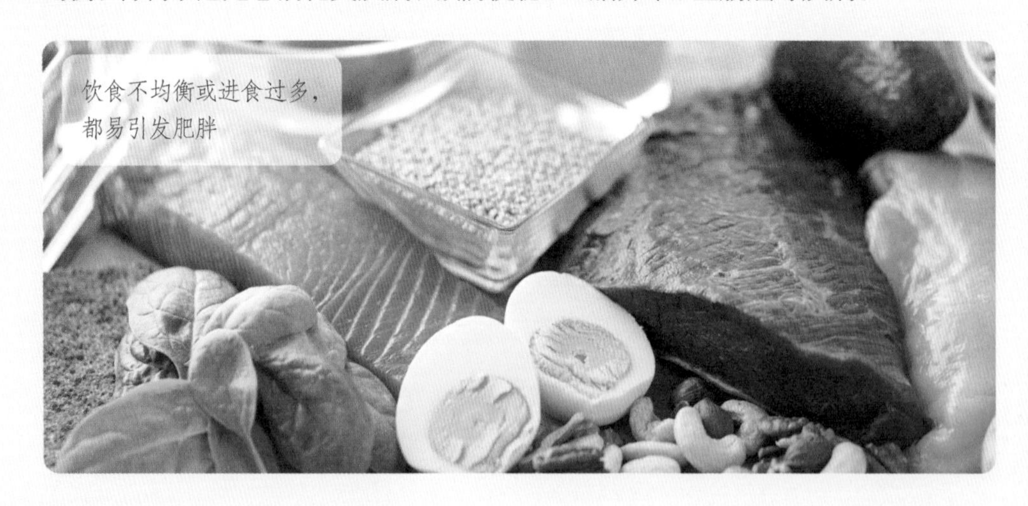
饮食不均衡或进食过多，都易引发肥胖

084招 肠道菌群失调的影响

肠道免疫系统是人体最大的免疫系统，不良的生活作息习惯、生活环境、饮食都会影响我们的肠道菌群。肠道问题越来越多地困扰着人们，肠道菌群失调，身体会给我们发出信号。

易发生便秘、腹胀、口臭

肠道菌群失调最直接的影响就是使大便无法顺利排出。肠道有害的腐败细菌较多会导致肠胀气、口臭等。

易过敏

过敏是食用或接触某些过敏原时引起的腹泻、呕吐、胃肠炎症等现象，牛奶过敏、海鲜过敏、花粉过敏等都是生活中比较常见的过敏现象。

过敏者应避免接触过敏原

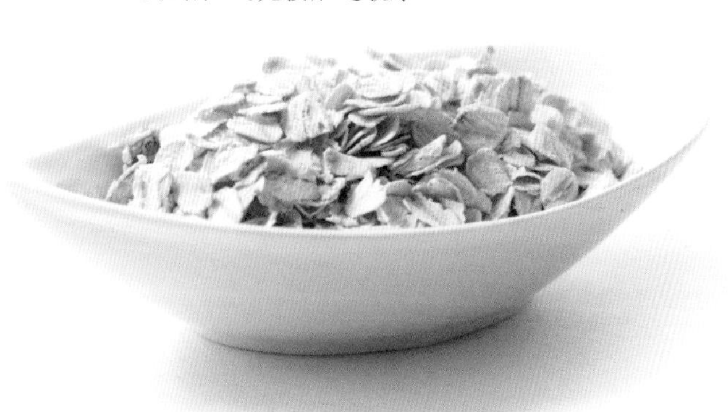

体重增加、肥胖

肠道菌群的多样性、代谢产物、能量摄取都与我们的饮食相关，进而影响机体的新陈代谢。有研究表明，与瘦的人相比，肥胖的人有典型的肠道细菌失衡现象。不同饮食习惯也会影响肠道菌群，所以当我们需要减肥时，可以从改善肠道菌群入手。

抑郁

肠道有害细菌过多会影响脑功能和心理反应，导致抑郁、情绪不稳定等问题。

085 招 肠道菌群的分类

肠道菌群的构成复杂，细菌种类繁多，通常分为三种类型。

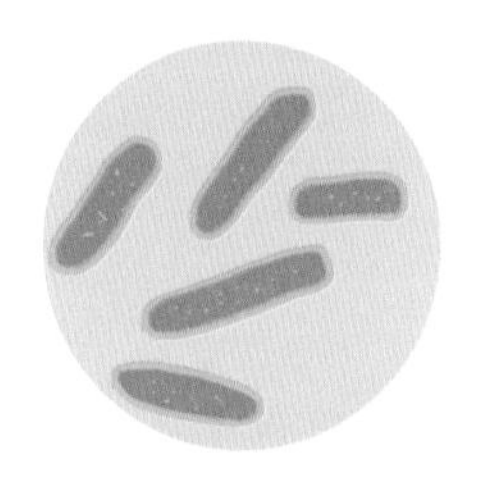

乳酸杆菌

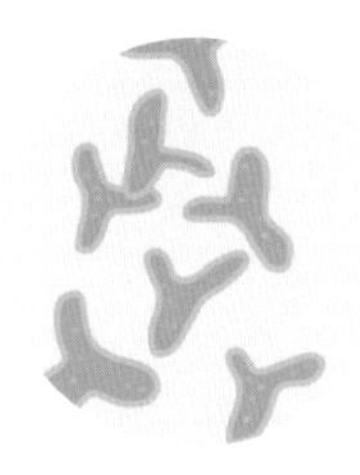

双歧杆菌

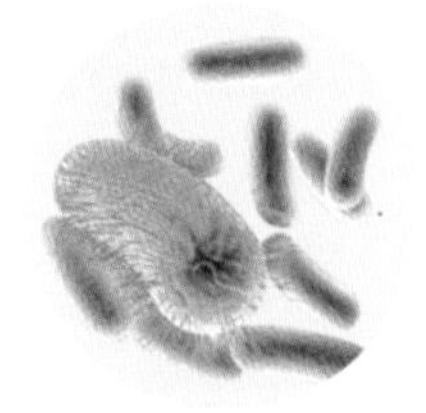

丁酸梭菌

第一种是共生菌群，主要有丁酸梭菌、双歧杆菌、乳酸杆菌。现在各类产品中铺天盖地的益生菌，说的就是后两者，有很多益生元或益生素就是用于补充双歧杆菌或者刺激双歧杆菌的生长。这些细菌势力最为庞大，占了肠道菌群的 99% 以上，是肠道菌群的主体，跟人形成良好的合作关系，能辅助消化多种食物，并保护我们的肠道。

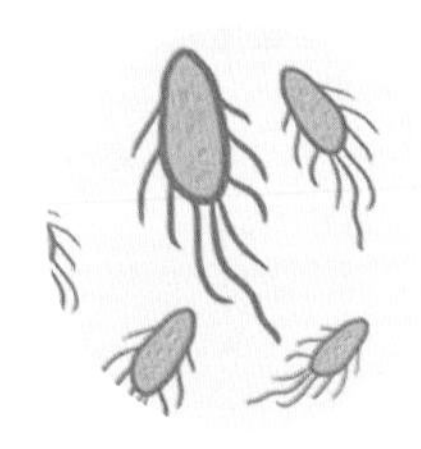

大肠杆菌

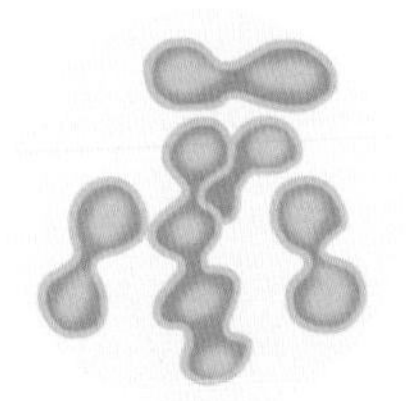

肠球菌

第二种是条件致病菌群，主要有肠球菌、肠杆菌等。这些细菌数量不多，但属于肠道里的不稳定因素。肠道健康时，共生菌群占压倒性优势，条件致病菌群就很安分；但如果共生菌群被破坏了，这些细菌就会引发多种肠道疾病。

第三种是致病菌群，比如沙门菌、致病大肠杆菌等。它们是健康的破坏者，本不属于肠道，一旦误食进入肠道，就会兴风作浪，导致食物中毒、腹泻等。

086招 双歧杆菌，人体健康卫士

双歧杆菌可以抑制腐败菌的繁殖，清理肠道环境。

双歧杆菌又被称为“长寿菌”，是人体健康的重要指征。它联合肠道内其他益生菌株，发挥着强大的“保卫健康”作用。双歧杆菌不仅可以辅治腹泻和便秘，其生长过程还可促成B族维生素等营养素的合成，为人体提供营养。另外，双歧杆菌还可提高人体免疫力，增强抗感染、预防过敏、对抗肿瘤和慢性病等能力。

双歧杆菌在青少年体内占比约为25%，在平均年龄为65岁的老年人中下降到7.9%。健康人肠道内双歧杆菌的占比较高。科学的进食习惯、合理有序的运动及良好的睡眠都有助于调理肠道菌群，促进肠道有益菌的生长。

087招 乳酸菌，改善肠道菌群

乳酸菌不是指某一种细菌，而是指某一类从葡萄糖或乳糖的发酵过程中产生乳酸的细菌。乳酸菌中绝大部分是人体必不可少的且具有重要生理功能的菌群，广泛存在于肠道中。

乳酸菌存在于味噌、牛奶、奶酪、酸奶、人和动物肠道中，超过200种，乳酸菌产生的乳酸可以抑制有害菌生长，保持肠道酸度，有利于形成良好的肠道环境。

乳酸菌有助于促进肠道蠕动，帮助食物消化和吸收，但是通过喝酸奶并不能有效补充肠道乳酸菌。因为乳酸菌最适宜的生长温度为37~40℃，如果保存温度不当会造成乳酸菌的损失，同时，酸奶中的乳酸菌进入胃后大部分都被胃液“杀死”，但其分解后的碎片对肠道环境还是有一定改善作用的。

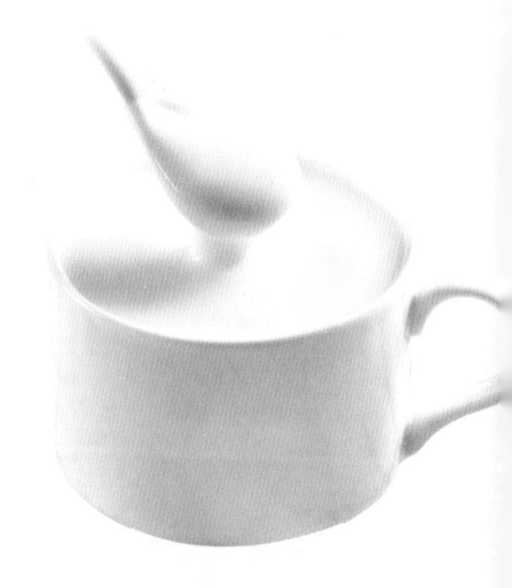

酸奶中活菌的数量要达到每毫升100万个，才能保证最终到达肠道的活菌量

088招 肠球菌，肠道内的“投机者”

肠球菌群是肠道中的机会菌群，人在健康时排出的每 1 克大便中约含有 100 万个细菌。当肠道菌群协调时，肠球菌可以帮助有益菌发酵糖类，产生乳酸，有利于肠道对营养物质的吸收，并可抑制致病菌的生长，对肠道有保护作用。

当人体免疫力下降或大量使用抗生素时，肠球菌就有可能“叛变”，离开肠道进入身体其他组织器官，引发身体感染，而且这种感染的耐药性极强，不易治疗。

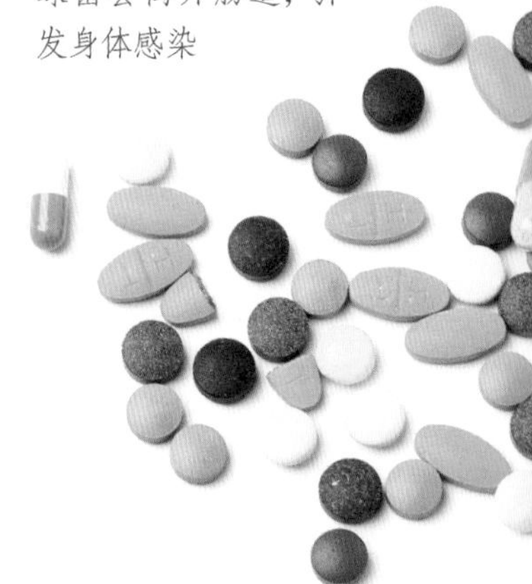

大量使用抗生素，肠球菌会离开肠道，引发身体感染

089招 大肠杆菌，肠道中的“墙头草”

大肠杆菌也是一种大家比较熟悉的条件致病菌，在食品卫生检测中，大肠杆菌菌落数量是一项重要的参考指标。

大肠杆菌约占肠道菌群的 1%，主要聚居在大肠中。当其数量控制得较低时，可以合成 B 族维生素、维生素 K 等，对人体健康有益。但是一旦大肠杆菌在肠道中数量较高，就会导致腹泻、呕吐等食物中毒症状；如果进入泌尿道会引起尿路感染；如因溃疡进入腹腔则会导致致命性的腹膜炎。

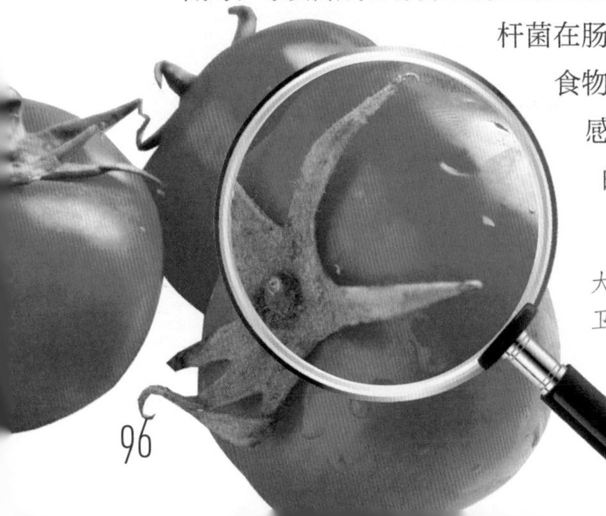

大肠杆菌是常被用于食品卫生检测的指示菌

090招 沙门菌，引发食物中毒

有统计表明，在世界各国的细菌性食物中毒中，沙门菌引起的食物中毒常位列榜首，我国食物中毒也以沙门菌中毒为主。

冰箱中取出的食物再次食用前应充分加热

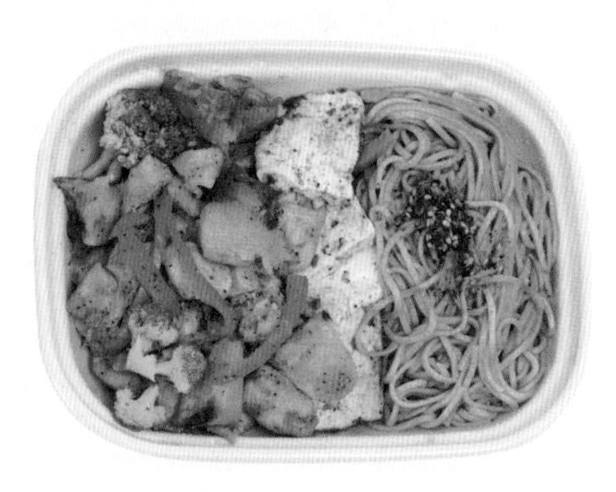

蛋、家禽和肉类制品是沙门菌的主要传播媒介。沙门菌在冰箱中可生存3~4个月，最适宜繁殖的温度为37℃，弱点是怕热，在60℃的温度下15分钟即可被杀死，因此冰箱中取出的食物再次食用前应充分加热。

091招 志贺菌，引起细菌性痢疾

志贺菌是人类细菌性痢疾最为常见的病原菌，是引发细菌性痢疾的主要肠道致病菌，在一些卫生条件比较差的地区比较流行。

志贺菌在人体内比较顽强，可以生存20天，在牛乳、水果、蔬菜中可生存1~2周，该菌比较耐寒，在冰块中可生存3个月。在58~60℃中加热10~30分钟即可死亡。

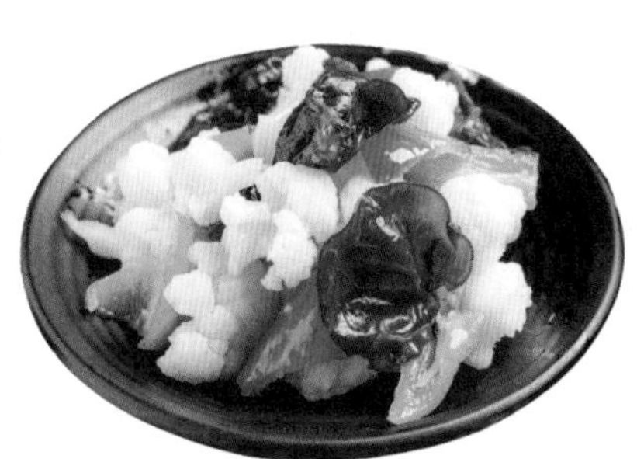

不新鲜的凉菜易导致志贺菌感染

志贺菌导致食物中毒的情况以夏、秋两季多见，受感染食物以冷盘和凉菜为主。中毒症状通常表现为腹部痛性痉挛、腹泻和发热等。幼儿感染志贺菌可引起急性中毒，死亡率很高。

092招 益生菌并非多多益善

益生菌可以抑制致病菌，并且能促进肠道消化，在肠道中占优势时肠道更健康。当在肠道功能衰竭或失调时，适当补充益生菌有利于改善肠道内环境，有利于人体健康，但是过多补充或滥用益生菌可能会给健康造成负面影响。错误地、长期地补充益生菌，会使肠道对额外补充的益生菌产生依赖性，严重者导致终身都将依靠人工补充益生菌来维持健康。

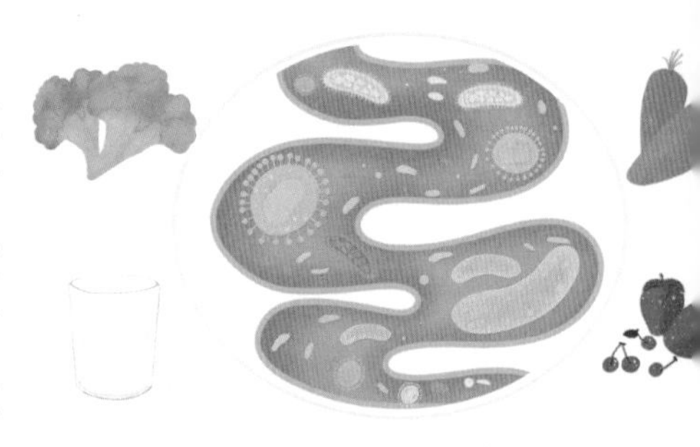

摄取过多益生菌会破坏人体肠道中的菌群平衡，反而使消化功能下降

093招 益生菌产品不是药物

市面上益生菌相关产品有很多，但需要注意的是，益生菌并不是药物，不能起到直接治疗疾病的作用。

当患有溃疡性结肠炎和克罗恩病、便秘、感染性腹泻、肠易激综合征、乳糖不耐受、过敏等疾病时，可以根据医生建议适量服用益生菌产品来调理。

益生菌只是预防疾病的手段，可以调理肠道不适。益生菌可以配合药物辅助治疗，但是不能取代药物对疾病进行治疗。肠道严重不适时，还是需要通过检测查明病因，早发现、早治疗。

益生菌不可替代药物，患病后应尽早就医，遵医嘱治疗

094招 这些情况可服用益生菌

如果排便正常，没有严重不适，或者只是一些轻微的肠道问题，建议饮食调理，不需要补充益生菌。如果出现较严重的肠道问题，饮食调理不见效，可以根据医生建议补充益生菌。

新生儿

新生儿，尤其是剖宫产新生儿，有可能因肠道缺少有益菌而导致免疫系统功能不足，易诱发便秘或腹泻，可以根据医嘱补充适量益生菌。

糖尿病患者

有研究发现，大部分糖尿病患者都存在肠道菌群失调的情况，表现为双歧杆菌、乳酸杆菌等有益菌数量与结构不合理。可以适量补充益生菌，调理体质。

免疫力差

肠道敏感，容易生病且疾病迁延不愈者，可以尝试服用益生菌调理。人体 70% 的免疫力来自肠道，肠道中的有益菌增多时，可以有效对抗有害病原菌。

过敏体质

研究发现，过敏性鼻炎、湿疹、荨麻疹等过敏体质人群肠道中的菌群结构中缺少特定的有益菌，容易引起过敏反应，通过补充益生菌可以有效改善过敏症状。

腹泻或便秘

肠道菌群失调引起的腹胀、腹泻和便秘，可以通过适量补充益生菌，改善菌群失调来缓解和治疗。

095招 补充益生菌，要看3点

我们可以从药店购买益生菌产品，母婴店、保健用品店等也有很多益生菌产品。那么如何挑选益生菌产品呢？可以看以下几点。

菌株活效

益生菌只有在到达肠道时保持活性的情况下，才能很好地发挥作用。因此益生菌的菌株需要经过层层考验、严格筛选，符合耐胃酸、抗胆汁的要求。低聚果糖和菊粉可为肠内有益菌群提供养分，可适当补充。

益生菌的量

包装、运输过程都会使益生菌的存活受到影响，尽量选择保质期内、距离生产日期比较近的益生菌产品。

实践证明有用

每个人的体质不同，好的益生菌需要看效果。服用后能否快速重建菌群，有效改善腹泻、腹胀、腹痛症状，以及有效提高流感季节的免疫力，是判断益生菌好坏的标志。

在服用益生菌时，服用时间和方法也很重要，针对腹泻和消化不良的症状，可以饭后30分钟服用；而如果是便秘，则最好是饭前空腹服用，并以40℃以下的温水冲服。

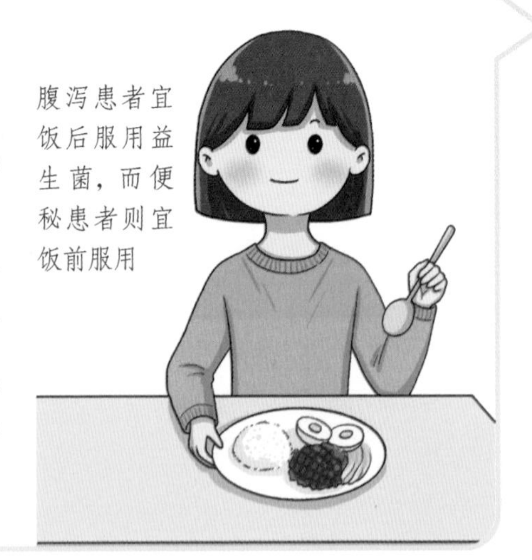

腹泻患者宜饭后服用益生菌，而便秘患者则宜饭前服用

096招 常食豆类发酵制品

味噌、豆豉、纳豆等豆类发酵制品中含有较多的有益菌，适量食用有助于维护肠道健康。

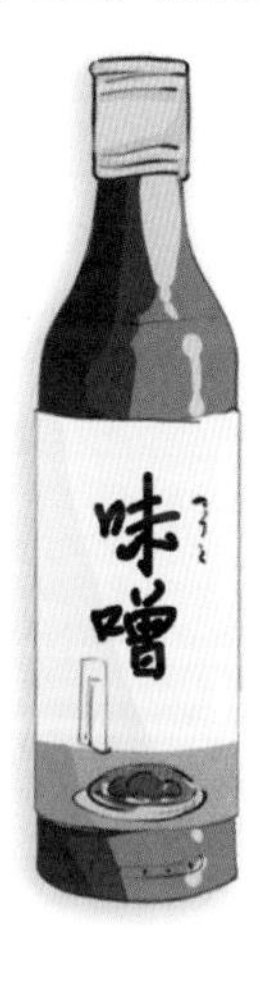

味噌

味噌是黄豆、米曲和食盐一起发酵而成的，在发酵过程中能产生较多的有益菌，同时味噌还含有较多的蛋白质、脂肪、钙、锌等营养物质。

可以用味噌代替酱油和部分盐作为调料来食用，味噌不耐煮，炖煮菜肴时，出锅前放入即可。适量食用对肝癌、胃癌和大肠癌等疾病有一定的预防作用。

豆豉

豆豉是大豆在蒸熟或煮熟以后，经发酵制成，含有多种营养素，可以改善肠道菌群，具有开胃消食、延缓衰老的功能。经常食用豆豉，还可以发汗解表、清热透疹。

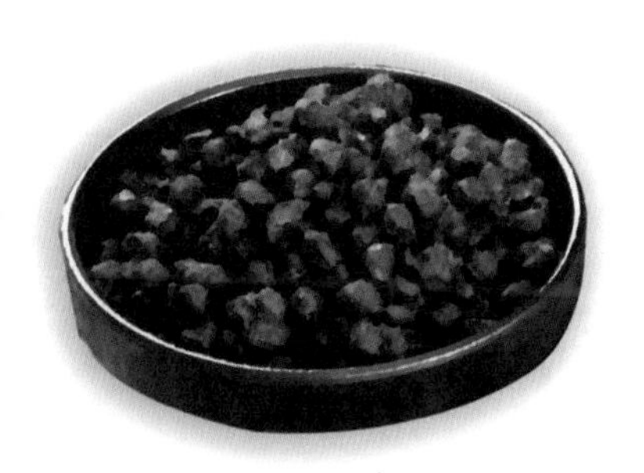

纳豆

纳豆的传统制作方法是将黄豆用稻草上的枯草芽孢杆菌发酵，这样制作的纳豆含有少量杂菌。现代制作纳豆则更多的是直接用纳豆菌发酵，含有的杂菌大大减少。

常食纳豆对缓解便秘有显著效果，而且对肠道有益，对心血管、糖尿病、过敏、免疫力低也有一定的食疗作用。

097招 多食牛奶发酵品

当发生腹泻或患有急性肠炎时，不宜食用酸奶。另外，酸奶在饭后 30 分钟到 2 小时内饮用最佳，因为此时胃酸相对较低，酸奶中的乳酸菌较容易到达肠道。

酸奶

酸奶含有乳酸菌，可以增加肠内益生菌数量，改善过敏。同时酸奶还含有丰富的蛋白质与钙，帮助营造优质的肠道环境。

但因乳酸菌会使发酵乳的味道偏酸，不少厂商会在酸奶的制作过程中加入糖调味，或是添加香料、色素、增稠剂来改善卖相和改变口感。因此，为减少身体负担，选购时应以无糖、少添加物的优先。

奶酪

一些用发酵法制成的奶酪中含有活性益生菌，如乳酸杆菌、双歧杆菌等，常吃奶酪有利于维持人体肠道菌群的稳定和平衡，防治便秘和腹泻。

1 千克奶酪制品由 10 千克的牛奶浓缩而成，含有丰富的蛋白质、钙、脂肪、磷和维生素等营养成分，是纯天然食品。

乳糖不耐受人群较适合食用奶酪，每天适量食用有维持肠道菌群平衡、增强人体抵抗力、促进新陈代谢的作用。

098招 母乳喂养，有菌喂养

妈妈的肠道菌群通过胎盘、自然分娩以及母乳喂养这三种方式定植到宝宝体内，共同参与打造宝宝的良好肠道微生态，促进宝宝消化系统的健康发育。

宝宝在吃母乳的时候，同时还吃进去了妈妈奶水里的细菌（厌氧菌）和乳头皮肤周围的细菌（需氧菌），两种细菌相结合，进入宝宝消化道后，可在母乳成分融合的过程中形成双歧杆菌、乳酸杆菌等有益菌。这些有益菌在宝宝体内发挥抗感染、免疫调节、促进代谢的作用。比如双歧杆菌，它能把母乳中的成分分解成小分子有机酸，维持肠黏膜屏障、抵御病原微生物入侵，从而使宝宝免疫力更强。

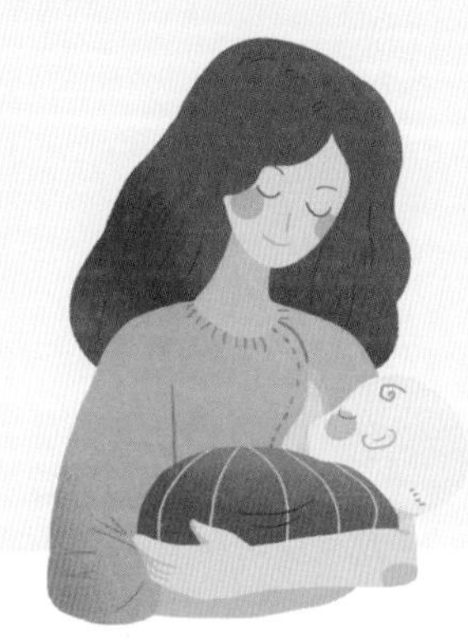

母乳喂养不仅可以提供比奶粉喂养更全面、更易吸收的营养物质，而且可以帮助宝宝建立良好的肠道菌群环境，增强身体抵抗力。

099招 阑尾，有益菌的储存库

阑尾因“阑尾炎”而闻名，阑尾发炎时，会引起严重的腹痛，加上以前人们认为阑尾并没有什么大作用，因此，很多人在患阑尾炎时都做了阑尾切除手术。

随着医学的不断进步，越来越多的人意识到，这节住在盲肠和回肠中间的小手指长的阑尾对肠道有很大的作用。阑尾中储存了许多肠道菌，是肠道有益菌的避风港，当发生严重腹泻时，肠道菌群屏障被破坏，阑尾内的有益菌会“支援”肠道菌群的重建。有研究表明，切除了阑尾的人，患结肠癌的概率明显增加。

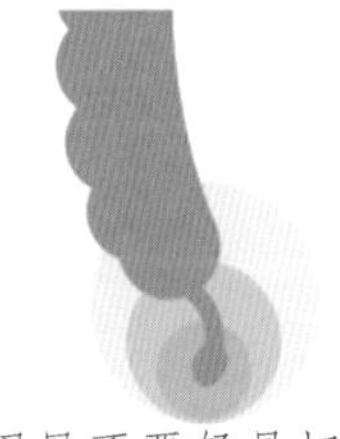

阑尾不要轻易切除，它能保留肠道益生菌

100招 要长寿，一周 2 次肉

肉类摄入过多会使肠道有害菌增加

进食肉类过多会使肠道有害菌大量繁殖，破坏肠道菌群平衡。进食肉类过多很明显的变化就是会使肠道排气增加，大便异味更重。

大量饱和脂肪酸、高糖以及缺少膳食纤维的饮食会使肠道被有害菌主导，诱发肠道疾病，增加肠息肉、肠道肿瘤等患病风险。

适量吃肉有利于长寿

既然肉类会使肠道有害菌增加，那我们为什么不完全放弃肉类呢？

这是因为肉类含有丰富的蛋白质和铁，促进受损组织修复、预防贫血。肌肉的生成需要蛋白质，假如肉吃得过少，会导致蛋白质缺乏，肌肉就“没饭吃”了。尤其对于老年人来说，本来吸收营养和合成肌肉的能力就比较差，如果吃肉太少，肌肉流失更严重。

而且随着年龄的增长，大脑逐渐萎缩，而适量吃肉有助于恢复脑组织中的乙酰胆碱酯酶活性，从而减少脑细胞受损，避免记忆力下降等问题。

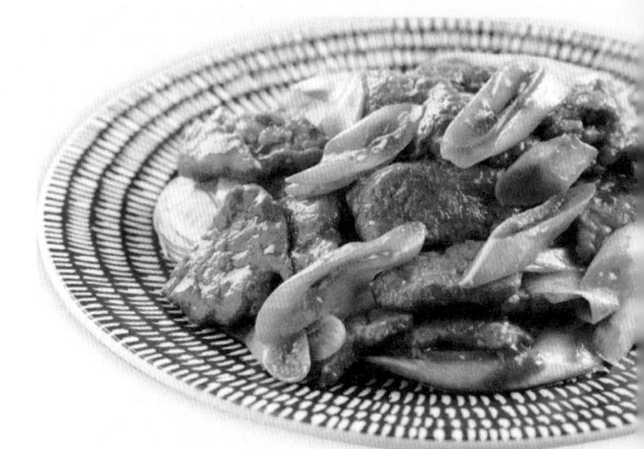

这样吃，护肠道

为了在进食肉类的同时维护肠道健康，只需做到两点就可以了。

一是控制食用量，1 周吃 2 次肉类，老年人或肠道动力不好的人可以选择炖肉、肉末、肉丸等软烂易消化的肉食。

二是在进食肉食时，同时吃足够多的蔬菜和菌菇类等膳食纤维丰富的食物，也有助于保持肠道菌群的平衡。

101招 你的肠道会说话

肠道内的细菌比我们身体的细胞还多，我们进食的食物有相当一部分被肠道细菌“吃”了。有时候，我们应该静下心来，除了听从大脑的指挥，还需要听一听肠道的“声音”。

肠道好，睡眠好

人体 90%的血清素是肠道产生的。由于血清素是调节睡眠所必需的神经传递素，因此肠道不健康就会影响睡眠质量。有研究表明，肠道微生物和昼夜节律基因可以相互作用。胃肠道微生物群代谢会影响大脑调节人的睡眠和精神状态。

因此，当你睡不好的时候，可以试着想一下：是不是饮食、心理状态等导致肠道菌不“配合”睡眠了呀？

肠内环境与睡眠质量相互制约。长期晚睡、熬夜也会导致肠道正常功能紊乱，引起消化不良，降低吸收营养物质的能力，使肠道有害菌增加，损害肠道健康。

因此，要调整胃肠道中的环境，饮食应以清淡为主，饮食有度，起居有节，心态积极，肠健康，睡眠才会好。

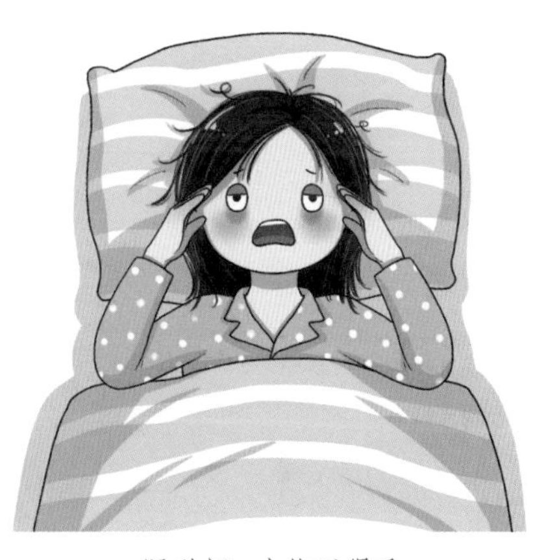

肠道好，才能睡得香

摸清肠道菌群的喜好

有人说喝酸奶好，因为酸奶可以调整肠道菌群。但是每个人的肠道菌群都不一样，而且酸奶品种繁多，到底哪种酸奶可以调整自己的肠道菌群呢？这就需要我们去尝试，记住吃完某种食物后身体的反应——大便、腹泻、排气、腹痛等症状是不是在选择食用某种食物后发生的？

如果某种食物使肠道状况变好，那我们就可以适量多吃一些；如果食用该种食物使肠道状况变得糟糕，那么大脑就算接受再多这种食物对肠道好的信息，我们也应当避免摄入。

102招 请远离这些食物

一些食品添加剂或精加工食品，不仅营养价值低，而且会影响和改变肠道菌群的构成，导致肥胖、消化不良等疾病，影响身体健康，所以生活中选择食品时要谨慎。

种类	添加剂名称或特点	常用于食品	可替代的天然食物
人造甜味剂	阿斯巴甜、安赛蜜、三氯蔗糖和糖精等	甜点、软饮料、糖果、冰淇淋等	水果、蜂蜜等
人造脂肪	氢化植物油、人造奶油、人造黄油、代可可脂、植脂末、棕榈油等	奶茶、蛋糕、巧克力、烘焙点心等	天然植物油、天然酵母、动物奶油、牛奶等
精加工碳水化合物	除了去除谷物中原有的麸皮和胚芽，导致膳食纤维、维生素、矿物质和蛋白质含量大大降低，有的通过油炸等，还会导致高脂肪、高热量	蛋糕、饼干、面包、油条等	粗粮、豆类、土豆、红薯等

精加工食品可以在延长保质期的情况下依然维持较好的口感，同时具备运输方便的特点，但是长期食用会导致人体膳食纤维素摄入不足，热量、饱和脂肪酸、反式脂肪酸、添加糖和盐摄入较多，诱发肥胖，增加罹患肠癌等癌症的风险。

更为严重的是，还添加了氢化植物油、增香剂、色素、防腐剂等添加剂，这些添加剂虽然被控制在食品安全的范围内，但长期食用会增加身体的代谢负担。

日常生活中，我们可以尽量购买新鲜的食材进行简单加工食用，在挑选食物成品时，可以了解添加剂的使用情况。

103招 药物不可滥用

一些生活中常见的药物，如抗生素等会对肠道造成损伤。

抗生素，三分毒

抗生素可以杀灭或者抑制人体致病细菌的生长繁殖，促进身体的感染痊愈。同时，过量使用抗生素，会刺激肠道，破坏人体肠道菌群平衡。

因为抗生素无法分辨出肠内菌群的好坏，会“误杀”肠道中的有益菌，破坏肠道内菌群平衡，使肠道自愈能力下降，进而引发腹泻；长期不规律使用抗生素还会导致部分菌群产生抗药性，进而使身体产生抗药性。对于儿童来说，使用抗生素更需慎之又慎。使用抗生素一定要遵医嘱，切忌擅自服用。

抗生素的滥用和过度使用是产生耐药性的关键因素，抗生素药物使用过多，会使肠道病菌也产生耐药性，从而导致很多疾病更难医治。分不清是细菌感染还是病毒感染就滥用抗生素，或者服药后饮酒等都是错误的做法。

服用抗生素造成肠道菌群失调后，应停药调理，或者在医生的指导下用中药进行调理。

其他药物

除了常见的解热镇痛抗炎药、避孕药、降糖药、胃药等都可以改变肠道微生物的多样性，引起肠道菌群失调，导致肠道炎症等。因此在用药时，需要谨慎，权衡利弊，不可自行用药。

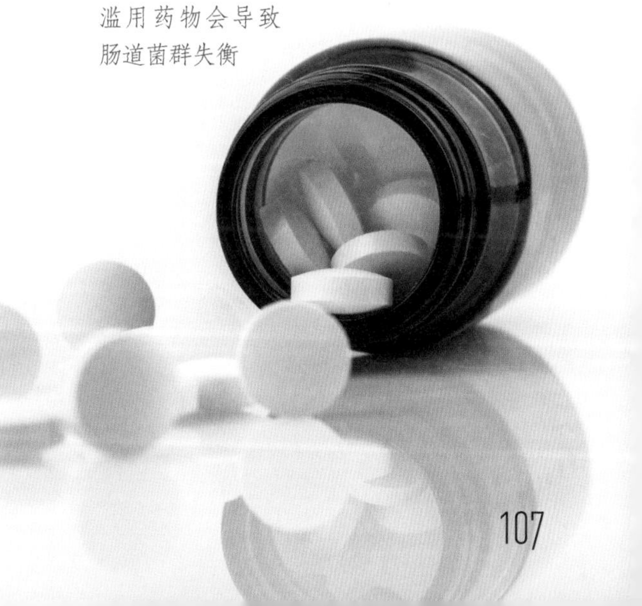

滥用药物会导致
肠道菌群失衡

清肠道

饮食 + 排毒 + 运动

第五章

粪便和屁是健康的晴雨表

吃饭、消化、吸收、排泄……肠道和肠道菌群几乎承担了大部分工作，肠道是人体最大的排毒器官。肠道排出的大便、气体及其他物质反映了我们身体的健康状况。关心这些每天都在发生的小事，有助于成就我们身体健康的大事。

104招 粪便干重有 1/3 是细菌

肠道是人体消化吸收的最后一站，平均每个人每天要通过大肠排出细菌、病毒、寄生虫卵总数达约 400 亿个。

粪便的 1/4 是水分，其余是消化残余以及肠道细胞。粪便里面有大量的细菌，细菌重量占到大便干重的 1/3，大多数属于正常菌群，例如大肠杆菌、肠球菌、产气肠肝菌等，也有一些杂菌及致病菌。这些杂菌及致病菌如果滞留肠道过久，就会大量繁殖，破坏肠道免疫屏障和吸收功能，导致体内毒素堆积、面部长痘等，还会影响肝、肺等器官。

105招 肠道好，排便就不是事

正常的大便需要满足 6 点。

1. 每周 3~21 次，非常有规律

2. 每次大便时间 3~5 分钟

3. 大便为黄色或黄褐色的香蕉形或金字塔形

4. 大便中没有黏液或者寄生虫等

5. 大便没有太重的气味

6. 排便后感觉较舒适，没有便不尽的感觉

106招 肠道的“书信”

肠道是一个非常繁忙的器官，我们不知道它整天忙碌的状态，但是通过每天排出的大便形态，可以很直观地了解肠道的健康状况，可以说大便是肠道寄出的“书信”。

“布里斯托大便分类法”被称为大便分类界的权威，除了婴儿，大家都可以对照此图来判断自己的大便形态是否正常。

布里斯托大便分类法

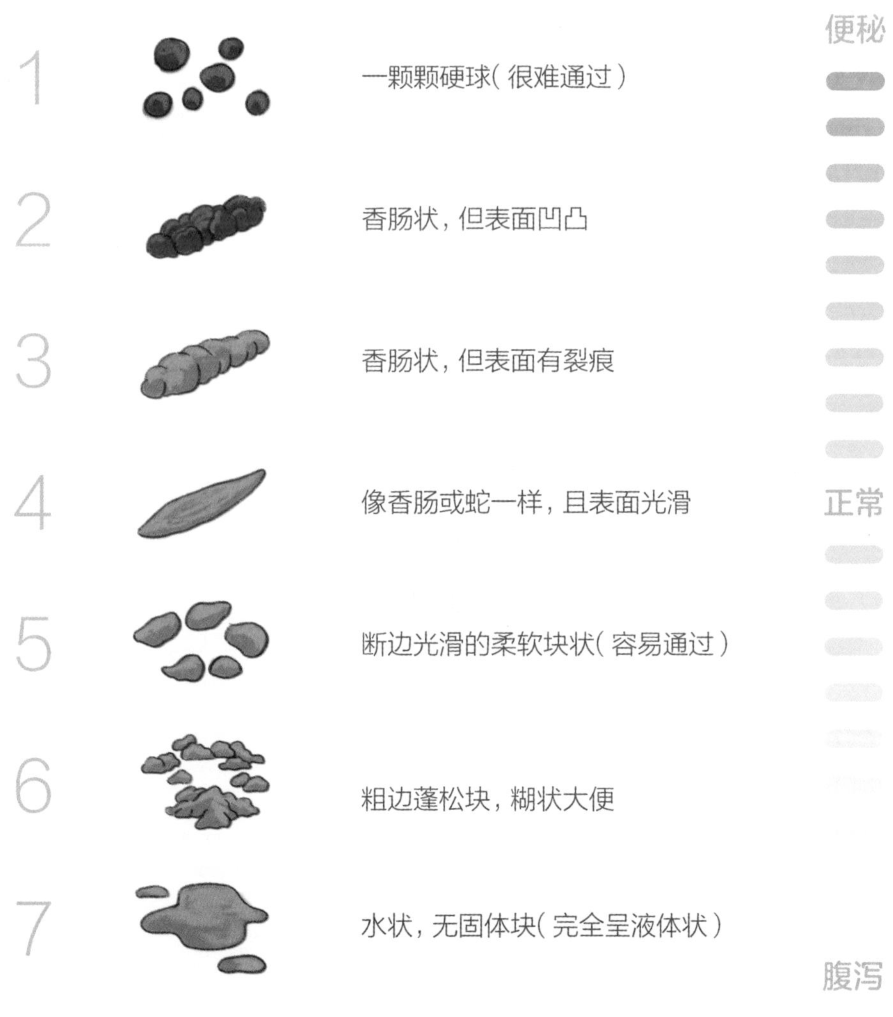

类型	形态	状态
1	一颗颗硬球（很难通过）	便秘
2	香肠状，但表面凹凸	
3	香肠状，但表面有裂痕	
4	像香肠或蛇一样，且表面光滑	正常
5	断边光滑的柔软块状（容易通过）	
6	粗边蓬松块，糊状大便	
7	水状，无固体块（完全呈液体状）	腹泻

107招 大便颜色异常

大便的颜色来源于胆汁，因此，大便颜色正常情况下为黄色或黄褐色。如果大便颜色发生异常，一方面有可能与进食的食物有关，另一方面则预示身体出现某种疾病，需要引起重视。

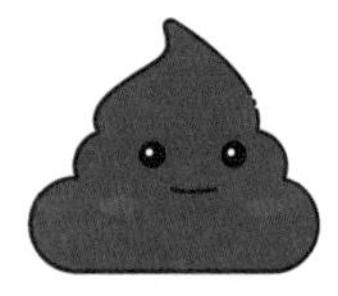

红色

吃了红心火龙果、甜菜、番茄

包括大肠、肛门等下消化道出血，也有可能是患了痔疮、肛裂、憩室出血、炎症性肠病和肠癌

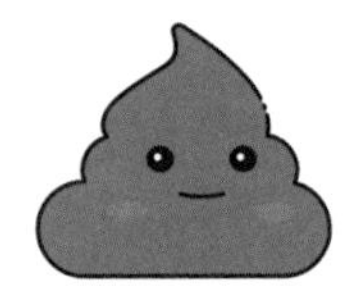

绿色

吃了过多的绿色蔬菜

如果伴腹泻、腹痛症状，可能是肠炎造成的，与细菌、病毒等感染有关

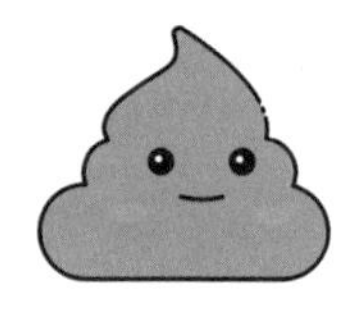

黄色

食用了过于油腻的食物，饮酒过度

胆汁的分泌出现了问题，也有可能是肝炎、感染、胆结石和药物的不良反应

黑色

吃了河蚌、虾蟹食品、动物血制品

上消化道出血，如胃炎、胃溃疡是造成黑便最常见的原因

陶土色

有可能是胆管结石和胰腺癌

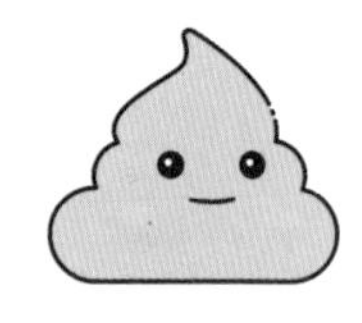

灰白色

有可能和服用药物相关

有可能是胆道梗阻，需要前往医院就诊

108招 大便有异物，说明生病了

一般情况下，如果排便的同时还排出了泡沫，说明食物残留在肠道太久了。大便较稀，有黏液，说明油腻食物进食过多。这些情况只需要进行合适的饮食调理即可有效改善。

但是，在排便时伴有大量黏液，则有可能是患有肠炎、肠息肉、肠癌等疾病。排便时伴鲜血则有可能患有痔疮、肛裂、直肠损伤、直肠息肉、结肠癌等；排便时伴有脓便及脓血便有可能是患有细菌性痢疾、溃疡性结肠炎、局限性肠炎、结肠癌或直肠癌、结核等；如果排出像稀粥一样的米泔状大便，则有可能感染了霍乱弧菌；大便中的白点可能与进食玉米、坚果或药物有关，也可能是感染了绦虫或蛲虫等寄生虫。

109招 这种大便预示大肠癌

大肠癌早期症状不明显，可能会引起排便习惯的改变。当肿瘤长到一定程度，会出现大便次数增加、大便黏稠且粘马桶的症状。

大肠癌中期，肿瘤占据了肠腔的部分空间，使正常大便难以通过。患者会感觉总也排不干净大便，也可出现便秘、大便硬结、量少且带血，形状则会变扁或变细，有的在排便过程中有喷溅的现象。

到了晚期，大便则混杂有鲜红色或暗红色黏液，很容易误诊为痔疮出血。

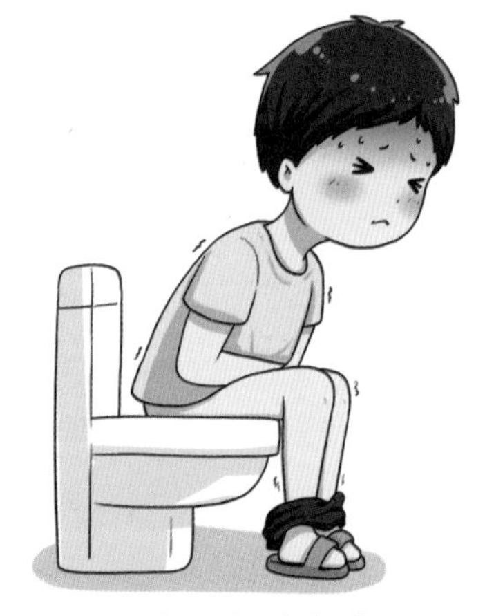

当排便习惯改变时，
需要警惕大肠癌

110招 为什么会臭气熏天

正常的大便味道不明显，或只有轻微的臭味。

如果大便臭气熏天，则可能与饮食有关，比如由肉类食物吃得较多，蔬菜等植物性食物吃得较少引起的。猪肉、牛肉及海鲜等高蛋白食物在肠道消化过程中产生含硫气体，导致特殊臭味。

如果饮食正常，但是大便有臭味，则可能说明肠道内毒素过多或肠道出了问题。如果大便有恶臭味，如同腐烂的肉类一样的味道，则有可能表明肠道患有疾病，如溃疡、炎症、息肉甚至肿瘤；如果是鱼腥味，则有可能患有阿米巴性肠炎；酸臭味多是由于脂肪酸分解或糖类异常发酵、消化不良等导致的。

111招 这样做，排便通畅

多吃膳食纤维丰富的蔬菜可增加粪便量与粪便体积，有利于顺利排便。因此，日常生活中应多吃蔬菜或谷薯类。适当摄入油脂或肉类有助于顺畅排便。

辛辣刺激性食物会导致体内有内热，进食过多油腻食物会加重胃肠负担，引起大便干结或便稀。日常饮食中应避免进食过多辛辣及油腻食物。

不规律的三餐、情绪紧张、熬夜、腹部受凉等会导致身体抵抗力下降、肠道菌群失调。解决排便不畅的问题，还需要从建立健康的生活方式上入手。

多吃膳食纤维丰富的
蔬菜有助于缓解便秘

112招 千呼万唤“屎”出来

身体健康时，排便时间少于5分钟，以3分钟之内最好。如果排便时间明显延长，超过10分钟，则有便秘的可能。

排便时间延长，一方面与便秘患者控制排便的肌肉运动失调等有关，另一方面则与不良排便习惯有关。一边排便一边看书、看手机、打游戏危害很大，容易吸入卫生间的致病菌，扰乱神经对排便系统的指挥，人为地导致便意迟缓或没有便意，加剧便秘症状。

当保持蹲便的时间较长时，肛门周围静脉回流受影响，会增加发生痔疮的风险。

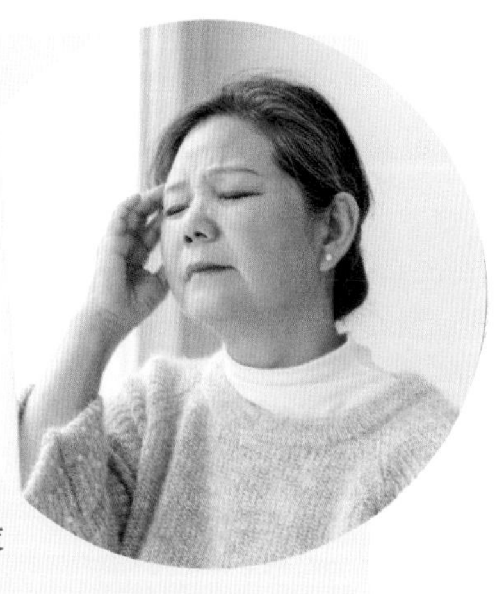

老年人蹲便时间太久容易造成脑部供血不足，引发心脑血管意外

113招 一个小凳子，解决大问题

从生理结构上来说，蹲厕更符合人体构造，让排便更加顺畅。因为人体下蹲时，腹压增大，能减少腹部用力，有利于顺利排便。

有的地方没有设置蹲厕，一些老年人或腿脚不灵便的人不适合用蹲厕，这时可以在坐便时，脚下放置一个凳子。抬高腿部，能有效增加腹压，使得排便更为顺畅。这样做还能减少排便过程中膝盖的受力，特别合适体弱的老年人和腿脚不灵便的人。

排便时应心情放松，保持专注。如果使蛮力排便，会引起痔疮、脱肛，还可能有引发心脑血管意外。

坐便时，可以在脚下放置一个小凳子

114招 大便出血，需要重视

痔疮、肛裂、结肠息肉等疾病都会引起便血。一般说，成人最常见的是痔疮出血或大肠癌致便血；儿童最常见的则是肛裂出血。

痔疮出血

痔疮出血一般发生在排便过程中或便后，血色鲜红，血与粪便不混合。严重时出血呈点滴状或喷射状，长时间出血可以引起患者失血性贫血。

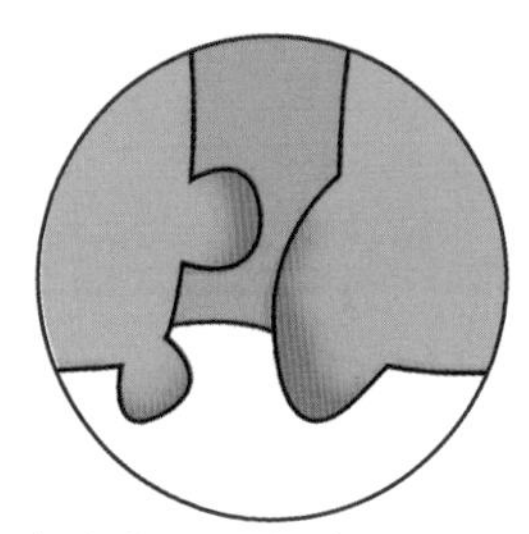

痔疮出血一般在排便中或排便后，血色呈鲜红色，与粪便不混合

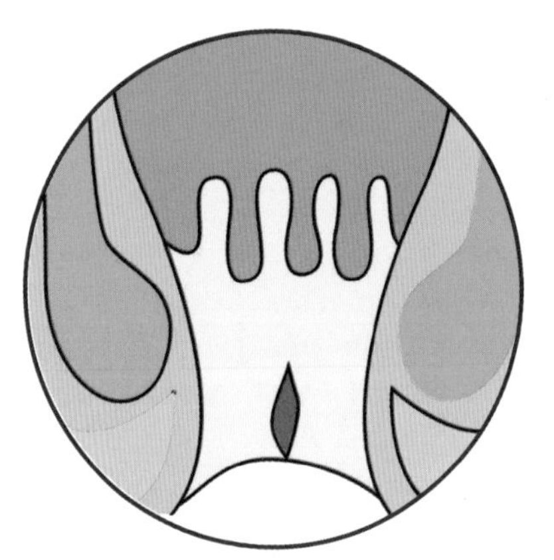

肛裂不仅疼痛剧烈，还时常伴有出血症状

肛裂出血

肛裂导致的便血血色鲜红，滴出或手纸擦后有血迹，且便后肛门剧烈疼痛。

直肠、结肠息肉出血

血色鲜红、血与大便不混合。出血多半混有黏液或呈脓血便，伴有腹痛、发热、便频等症状。

直肠恶变

血色鲜红或暗红，滴状附于大便表面；晚期常出现脓血便并伴有肛门直肠下坠感、全身消瘦、大便次数增加、便秘与腹泻交替出现等症状。

115招 排便不顺畅，按压水分穴

水分穴主治腹泻、腹痛、反胃、呕吐等疾病。当肠道不适时，可以按压此穴。经常按揉水分穴能起到健脾理气、消除积滞的作用。

水分穴位于人体的中腹部，肚脐上一指宽处（即拇指的宽度）。用指腹以画圆方式按压，以出现酸胀感为宜，每次 15 下，每天按 2~3 次，能有效促进代谢和排便。

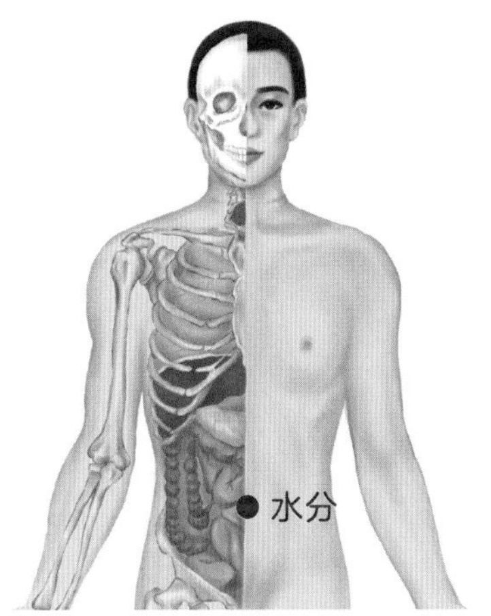

116招 大便黏腻不爽，有湿热

有人大便比较黏腻，便完容易粘马桶，常需要使用马桶刷。这在中医上讲是由于体内湿热积滞所致。

《黄帝内经》中说："膏粱之变，足生大疔。"即常食味厚、油腻、辛辣刺激的食物会导致体内湿热内积，与肠道内粪便结合，形成黏腻便。长此以往会诱发多种肠道疾病，如溃疡、痔疮、息肉和肿瘤。

大便黏腻不爽可以通过补充肠道益生菌来调理，也可以通过喝薏米水、麦冬茶来调理，或以葛根、黄芩、黄连、炙甘草等熬汤饮用。饮食上注意以清淡为主，多吃些白萝卜、紫菜、山药、苹果、西蓝花等。

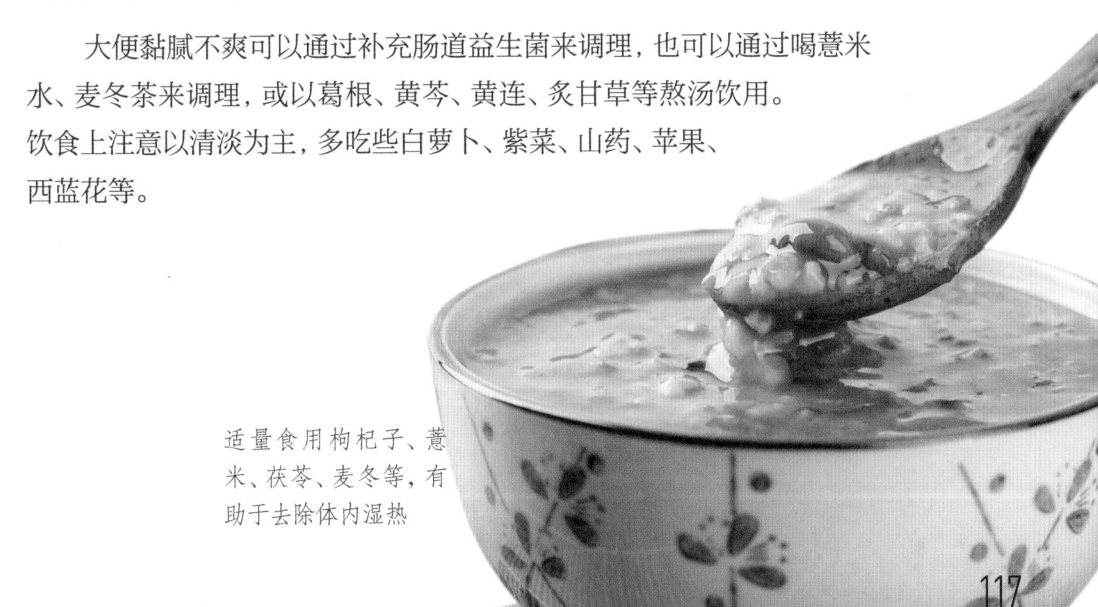

适量食用枸杞子、薏米、茯苓、麦冬等，有助于去除体内湿热

117招 4种腹泻，可中医调理

中医认为，腹泻基本与脾胃的运化失常有关，清浊不分、水谷不化、消化功能不好均会导致腹泻。引起脾胃运化失常的原因众多，外感风寒、饮食失节、情志失调、体虚都有可能。

急性腹泻大多与外感、饮食相关，慢性腹泻多与情志、体虚相关。中医上将腹泻分为4个证型，了解不同原因，可以帮助我们对腹泻进行有针对性的调理。

证型	症状	治法	参考使用的中药
寒湿内盛证	排便较稀如水样；腹痛伴有肠鸣、腹胀、食欲减退；舌头的颜色比较淡，苔白厚。如果是因受凉引起，还伴有恶寒头痛、肢体酸痛等症状	散寒化湿	藿香、白术、茯苓、甘草、半夏、陈皮、厚朴、大腹皮、紫苏、白芷、桔梗
湿热伤中证	腹痛，着急上厕所；大便颜色呈黄褐色，非常臭，肛门感到灼热；小便短黄，总是感觉口渴；舌头呈红色，舌苔偏黄且厚	清热利湿	葛根、黄芩、黄连、甘草、车前草、苦参
食滞胃肠证	肚子很痛，伴有肠鸣，上厕所，大便有臭鸡蛋味，排完便腹痛止，只是感觉腹胀，反酸有异味；缺乏食欲	消食导滞	神曲、山楂、莱菔子、半夏、陈皮、茯苓、连翘、谷芽、麦芽
肝气乘脾证	胸闷，频繁打嗝；每次情绪紧张或精神压力大的时候就会腹痛，想拉肚子；舌头呈淡红色	抑肝扶脾	白芍、白术、陈皮、防风

注：在生活中自辨病因，用中药时，一定要有医生指导，切勿自行乱用药物。

118招 婴儿大便全知道

当了妈妈后，观察宝宝的大便几乎是每天"必修课"。观察宝宝的大便有助于识别其胃肠状况，便于及时调整护理宝宝的方法。

新生儿正常的大便情况

一般而言，出生2~3天的新生儿所排大便为胎便，里面含有肠黏膜上皮组织、胎毛、羊水、胆汁等，基本无菌，也没有臭味，通常是沥青一样的绿便。

母乳喂养后粪便颜色为黄色或金黄色，多为均匀膏状或带少许黄色粪便颗粒，或较稀薄，有一定臭味，每天排便2~4次。而人工喂养的宝宝粪便为淡黄色或灰黄色，较干较稠，每天大便1~2次。

宝宝大便不正常的表现

	大便形态	形态描述	可能预示的问题
	绿色	粪便量少，次数多，呈绿色黏液状	喂养不足
	蛋花样	每天大便5~10次，含有较多未消化的奶块	有可能消化不良或者是细菌性肠炎
	泡沫状	大便稀，大便中有大量泡沫，带有明显酸味	宝宝摄入的糖或淀粉过多
	恶臭难闻	添加辅食后，大便味特别重	摄入高蛋白食物太多
	颗粒状	宝宝大便干燥，多个小球状	宝宝便秘了，需要增加饮水等
	带血便	大便呈红色或黑褐色并且夹带有血丝、血块、血黏膜等	可能是食用了动物肝、动物血引起；也可能是细菌感染，需尽快前往医院就诊

119招 关心自己的"屁事"

通常我们会用"一点儿屁事"来形容微不足道的小事，但是"屁事"与人体健康状况密切相关，不仅可以反映胃肠功能与疾病，还反映机体某些器官是否正常。

放屁是由于消化道菌群分解食物时产生了较多的气体，随肠蠕动排出体外，是一种正常的生理现象，也是肠道正常运行的一种表现。

屁中含有400多种成分，其中氮气占59%，氢气占21%，二氧化碳占9%，甲烷占7%，还有4%的氧气等，这些气体并不会有异味，其中极其微量的氨和硫化氢等气体是导致臭味的原因。

120招 3种食物，减少肠道排气

肠道排气特别多，而且又臭又响，那么有可能是因为进食原因，也有可能是因为胃肠在"求救"。

当进食过多大蒜、洋葱、豆类、薯类、甜食等时，会直接导致肠道排气量增加；吃完饭短时间内吃水果，也会导致食物在胃里混合发酵产气；另外，吃饭速度过快、腹部受凉、情绪暴躁也都会导致腹胀、腹痛或肠道浊气多的问题。

饮食中减少高脂肪、高蛋白、高糖食物的占比，多吃木耳、山药等健脾利肠的食物。木耳被称为"肠道清道夫"，其中富含的膳食纤维可以包裹食物残渣，帮助有效排便；山药有健脾利湿的功效，其含有较多的淀粉酶和植物多糖，有助于减少肠道产气。

多食用木耳、山药，有利于通利肠道

121招 憋屁危害大

在公众场合，放屁是件很令人尴尬的事情，于是，很多人就养成了憋屁的习惯。当气体无法通过直肠到肛门顺利排出时，就会在肠道内乱窜，有些则会被肠道重新吸收进入血液里，对消化系统不利。

憋屁还会使肠道蠕动被抑制，可能会引发便秘、腹胀、腹痛等问题。

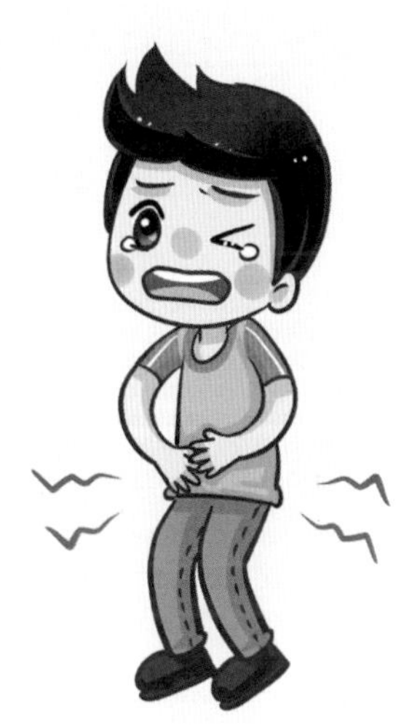

当在公众场合感觉到肠道要排气的时候，可以暂时离开一小会儿，找一个通风或人较少的地方解决。如果不方便走动，可以尝试胸腔吸气，挺起胸腔，收回肚子，控制速度，尽量放缓速度，减少声响。

避免屁声响、味道重、次数过于频繁的情况，最根本的措施还是注重饮食调理，使肠道健康运行。当屁比较多且臭时，就需要去医院检查是否患有肠道疾病。

122招 完全不排气，更需重视

一般人在正常饮食下，每天都会有意识或无意识地放10~18个屁，总排气量400~2400毫升，有时甚至自己也未能觉察。

如果好几天都不放屁，也不排便，并且伴有间歇性腹痛，那就有可能是肠梗阻的征兆。肠动力不足，肠蠕动过慢，也会导致肠道内气体积滞，长期如此还会引发肠扭转、肠套叠等严重后果。

此外，做完腹部手术的人，肠蠕动会出现反射性抑制，从而导致胃肠内气体积滞，也会导致不排气的情况，这时可以在术后下床多走动走动，以助排气。

清肠道

饮食 + 排毒 + 运动

第六章

肠道检查很有必要

久坐、久卧、饮食不节等不良的生活习惯导致越来越多的人罹患肠道恶性疾病，随着肠癌发病率和死亡率的不断激增，很多人开始提高警惕。定期检查有助于及时了解自身真实的健康状况，及早发现问题，也能避免“恐癌症”，排除心理障碍。

随着医学不断发展，肠镜带来的不适感大大减轻，无痛肠镜的普及更是很多患者的福音。

123招 肠道检查有哪些

肠道检查的方法非常多，常用的有大便常规+潜血检查、腹腔CT检查、下消化道造影、肠镜检查等，医生通常会根据患者描述症状的不同和严重程度，建议或安排不同的检查项目。

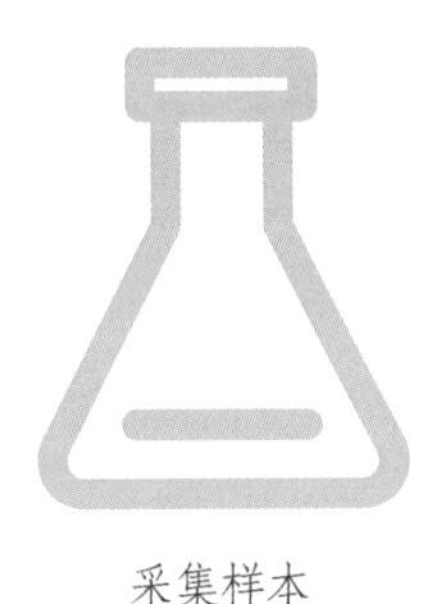

采集样本

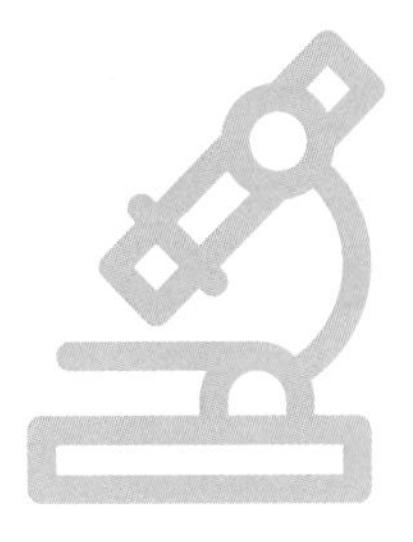

化验室化验

通过大便相关的化验，可以诊查出大便异常成分，如果发现便血，就需要进一步做肠镜检查；如果大便化验发现白细胞增多，则说明肠道有炎症；大便检查还可以检出是否有寄生虫感染等情况，其局限性是不能查出肠息肉，需要做肠镜才可确诊是否有肠息肉。

124招 长期便秘，需要注意

如果患有严重、长期的便秘，并且通过饮食调理、生活作息习惯调理都不能得到有效缓解，就可以做以下检查。

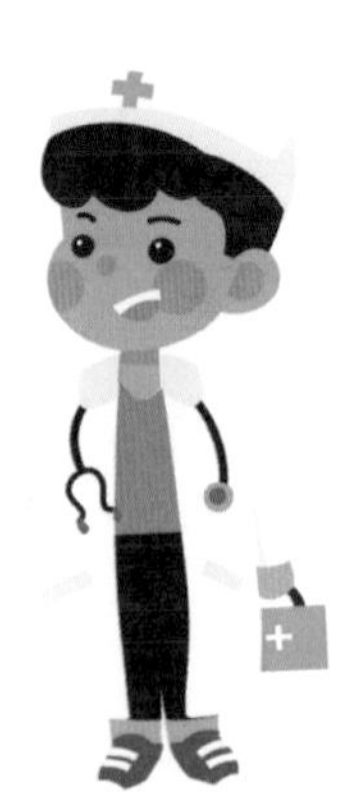

1. **肠镜检查**：排除器质性问题。

2. **排粪造影**：观察肛门、直肠相关部位。

3. **结肠传输实验**：判断是肠蠕动问题还是慢传输或结肠梗阻问题。

125招 肠镜是怎么做的

肠镜检查是医生利用一根直径约 1 厘米、长约 140 厘米、头端装有灯光、电子摄像头、细长可弯曲的纤维软管，通过肛门进入直肠，并经结肠到达末端回肠直观地观察肠道的一种检查方法。

进行肠镜检查前，受检者通常需要提前排空肠道，并且禁食一段时间。在检查时需采取左侧卧位，双膝屈曲，保持身体放松。医生将肠镜由肛门慢慢放入，往肠腔中打气，以便更详细、按顺序观察肠腔内有无病变。整个检查过程需要 10~30 分钟。

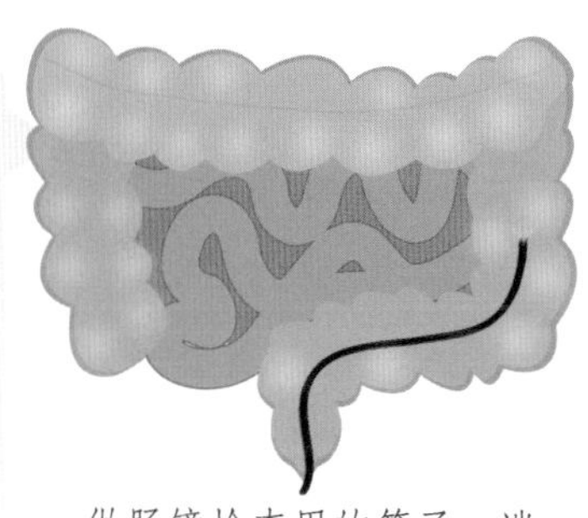

做肠镜检查用的管子一端有内窥镜、灯光等装置，用以观察肠道内状况

126招 重视肠癌的筛查

肠癌是较常见的消化道恶性肿瘤，有研究表明，在我国，大肠癌发病率迅猛上升至第 3 位，每年有约 37.6 万人确诊为大肠癌，平均每天约 1000 人被确诊。

早期的肠癌并没有明显的症状，如果出现便血、腹泻、腹痛、排便困难、体重减轻、贫血等症状，往往已经是中晚期了。肠癌越早发现越有利于治疗，为了及早发现病情，以下人群需要定期接受大肠癌的筛查。

1. 50 岁以上的人群。

2. 大便隐血实验显示为阳性。

3. 有结肠腺瘤性息肉、溃疡性结肠炎等癌前病变的患者，以及有肠癌家族史的患者。

4. 有大于 2 周的腹泻、便秘、便血或者大便变细、变扁的症状。

127招 一项能救命的检查

肠镜，也就是电子结肠镜检查。肠镜检查包括对大肠的升结肠、横结肠、降结肠、乙状结肠、直肠等部位的检查。

肠镜是发现肠息肉的重要手段

通过肠镜，可以检查出多种类型的息肉，可以观察肠息肉的大小、单发或多发、有蒂或无蒂等。80% 以上的肠癌都源于肠息肉的突变，从肠息肉发展到癌症，通常需要 5~10 年的时间。肠癌早期症状并不明显，很容易因为患者的忽视而错失最佳治疗期，因此，有消化道相关不适或 50 岁以上人群，都最好定期做肠镜检查。

肠镜检查还可以观察到肠壁的颜色，并且发现寄生虫，最为常见的是绦虫。肠道内的结肠炎、溃疡和出血以及肿瘤都能通过肠镜看得一清二楚。

128招 哪些人建议做肠镜

通常年龄超过 50 岁，就需要定期接受肠镜检查。而当身体出现以下情况，并且排除了可能导致这些情况的其他原因还是没有好转的情况下，也需要去做肠镜检查了。

1. 便血，下腹疼痛，或反复出现大便隐血实验阳性。

2. 慢性腹泻或经常腹泻，且迁延不愈。

3. 腹部有包块。当患者用手触摸腹部可摸到包块时，需要排除肠道肿瘤。

4. 长期便秘或排便困难。

5. 贫血和身体消瘦时。

6. 发现身体异常，但通过其他肠道检查不能确诊的患者。

7. 有肠癌等重大肠道疾病家族史。

129招 肠镜检查优势多

如果家族成员患有肠息肉，那么最好定期做肠镜检查。

最直观、详尽的肠道检查

肠镜检查能使医生比较详细地、直观地对肠疾病做出判断，是可以防止漏诊多发性结、直肠癌和多发性息肉的有效检查方法。

肠道彩超、腹腔 CT、大便检查等其他肠道检查都有一定的局限性，不能直观、清晰地看到肠道内部的情况。肠镜是目前诊断结直肠及回肠末段黏膜病变的最佳选择，利于了解病变的轻重，为制订正确的治疗方案提供准确的依据，同时，在检查过程中可以治疗一些小的肠息肉。

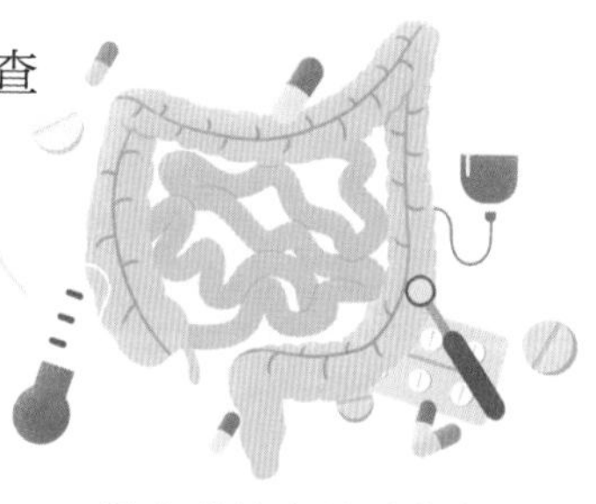

肠镜是检查肠道疾病最有效的方法

诊断大肠癌

肠镜是目前临床诊断大肠癌最可靠的方法，因此被称为“一项能救命的检查”。肠镜还可以直接发现大肠等部位病灶，可以取活检做病理检查。在做肠镜时，可以在镜下处理一些结肠病变，如切除结肠腺瘤可使大肠癌的发病率大大降低。

风险率较低

有些患者做过肠道手术或者肠壁比较薄、有些病变，检查过程有可能导致并发症，但是其发生风险极低，有统计显示并发症大约为 1/1000。

现代医学技术发达，即使检查过程中发生了出血、穿孔等现象，一般也可以及时处理。患者只需在检查前提供完善的过往病史信息，医生评估后再做决定，不必因有风险而恐惧肠镜检查。

130招 有没有无痛的肠镜检查

随着医疗技术的进步，无痛肠镜逐渐普及。在无痛肠镜检查过程中，患者感受不到疼痛，通常是为患者进行静脉注射麻醉药剂，再进行检查。

无痛肠镜使用的静脉麻醉药剂量小、起效快、代谢快，检查后不会留下任何后遗症，不会影响记忆力和智力。整个过程中避免了肠镜探入身体引起不适而导致患者不配合的情况。

无痛肠镜有效增加了肠镜检查的舒适度，也提高了安全性，但是并非所有人都可以进行无痛肠镜检查，对于一些老年患者，合并心、脑、肺疾病的患者，以及腹腔多次手术，粘连比较严重的患者，做普通肠镜更安全。

131招 3个技巧，做好肠道检查准备

肠道准备不充分会影响肠镜的安全性和准确性，影响肠道疾病的发现和确诊。提前做好清肠准备是肠道检查成功的关键。

1. 饮食的准备：蔬菜的茎叶纤维和水果核都比较难以消化，容易粘在肠道里，很难被清除掉，因此在肠镜检查的前一天晚上，要采取低渣、低膳食纤维饮食，可以食用粥、牛奶、豆浆或藕粉等容易消化的食物，晚上8点后尽量避免进食。

2. 导泻剂的使用：将导泻剂兑入2升水中，检查前4~6小时开始，每10~15分钟喝250毫升，分2小时喝完。对于长期便秘或顽固性便秘的人则需要增加1升剂量或喝一些番泻叶茶。

3. 肠镜的禁忌：低血糖患者可适量饮用无色糖水，孕妈妈和糖尿病患者不宜服用导泻剂。

132招 肠镜检查后的注意事项

普通肠镜检查患者可以在检查完下床适量走动，促使肠道排气；无痛肠镜患者则需要在检查后，苏醒后观察30分钟左右，身体无异常，才可以离开。

肠镜检查结束后，受检者腹部可能会出现轻度腹胀、腹痛等现象，可轻揉腹部，经肛门排气或排便后情况可以缓解。如果出现剧烈腹痛，应及时告知医生。若无意外情况，受检者观察1~2小时后方可离开。

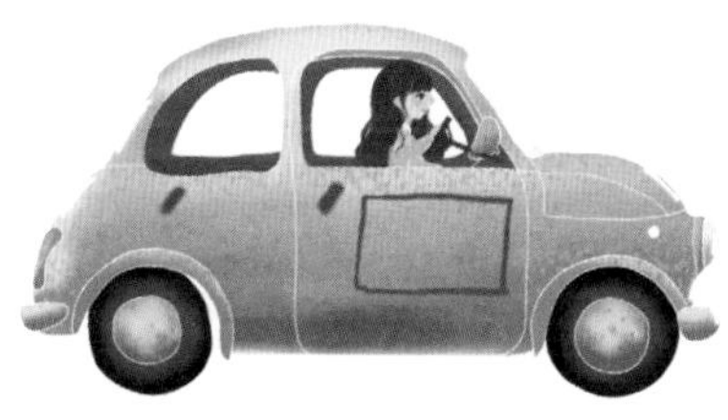

肠镜检查后，当天不能驾驶

检查结束后，受检者24小时内需要清淡饮食，禁食辛辣食物，不可饮酒。检查结束后，受检者24小时内不得驾驶机动车辆，不得从事高空作业。另外，如果个别受检者出现少量大便带血情况，一般无须特殊处理；出血较多且伴有剧烈腹痛者，应立即到医院就诊。

133招 哪些人不适合做肠镜检查

1. 患有急性腹膜炎、肠穿孔的患者不能进行肠镜检查，以免加重病情。

2. 腹腔、盆腔手术后早期，或放射治疗后，有广泛腹腔粘连的患者，不可强行做肠镜检查，以免造成不必要的损伤。

3. 肛门、直肠有严重的化脓性炎症患者，或者存在疼痛性病灶患者，例如，肛门脓肿、严重肛裂等患者。在这种情况下如果进行肠镜检查则有可能导致感染扩散，或者引起剧烈疼痛。

4. 月经期或妊娠期女性不可进行肠镜检查，妊娠期肠镜检查可导致流产或早产。

5. 身体极度虚弱者、严重心脑血管疾病患者，以及癌症晚期伴有腹腔内广泛转移者等不宜进行肠镜检查。

总之，对肠镜检查不耐受者，必须慎重，权衡利弊再决定是否进行肠镜检查。

清肠道

饮食 + 排毒 + 运动

第七章

常见的肠道疾病

常见的肠道疾病有炎症性肠病，如肠炎、溃疡性肠炎、克罗恩病等；还有肿瘤相关疾病，如肠息肉、结肠癌、直肠癌等。严重的肠道疾病会损害人体健康，甚至影响人的寿命。我们需要了解这些疾病，出现肠道疾病的苗头，就应引起重视，积极调理、检查或治疗。

134招 什么是肠易激综合征

一种常见的功能障碍性综合征；

腹痛或腹部不适，伴排便习惯及性状改变；

发病年龄多在 20~50 岁；

病程长，症状反复，但愈后一般较好。

你有没有在紧张或者受到惊吓的时候，总捂着肚子说："哎哟，肚子疼，需要去趟卫生间……"

做了各种检查都没发现问题，却长期饱受腹痛或腹部不适、排便增多或便秘的困扰，严重影响生活质量，其实这是一种叫"肠易激综合征"的病。

肠易激综合征是一组持续或间歇发作，以腹痛、腹胀、排便习惯和（或）大便形状改变为临床表现，而缺乏胃肠道结构和生化异常的肠道功能紊乱性疾病。肠易激综合征以 20~50 岁的中青年多见。

无论从中医辨证讲，还是从肝论治，都和肝郁气滞相关。

135招 肠易激综合征的典型症状

1. **腹痛、腹部不适：** 常沿肠管有不适感或腹痛，可发展为绞痛，持续数分钟至数小时，在排气排便后缓解。

2. **腹泻或不成形便：** 常于餐后，尤其是早餐后多次排便。

3. **便秘：** 每周排便 1~2 次，偶尔十余天 1 次。

4. **排便过程异常：** 常出现排便困难、排便不尽感或便急等症状。

5. **黏液便：** 大便常带有少量黏液。

6. **腹胀：** 白天明显，夜间睡眠后减轻。

136招 肠易激综合征的病因

一般以“综合征”命名的病，要么是病因不明，要么是多种因素影响。肠易激综合征就是这样，病因和发病机制尚不十分清楚，普遍认为是胃肠动力异常、内脏感觉异常、脑—肠轴调控异常、炎症和精神心理等多种因素共同作用的结果。

肠易激综合征病因

- 胃肠道动力紊乱
  - 肠道动力变化是重要病理生理基础
  - 腹泻为主者
  - 便秘为主者
- 内脏感觉异常
  - 内脏高敏感是核心发病机制
  - 对结直肠扩张（压力）刺激敏感
  - 对温度（包括冰水）的刺激呈高敏感
  - 对生理刺激（进餐）的高反应性
- 脑—肠轴调节异常
- 肠道微生态失衡
  - 粪便肠杆菌增加
  - 双歧杆菌、乳酸杆菌减少
- 肠道感染与炎症反应
  - 急性肠道感染后发病率增加
  - 可能是免疫炎性反应
- 精神心理因素
  - 伴有不同程度的精神心理障碍
  - 通过多种机制参与发病

137招 常见的肠炎

包括胃肠炎、小肠炎和结肠炎等；

由细菌、病毒、真菌和寄生虫等引起；

最主要的症状是腹痛伴腹泻；

按病程分为急性和慢性。

腹痛、腹胀和腹泻等症状基本每个人都遇到过，通常由进食不当或着凉及生活习惯不规律等引起。

如果一天排便超过3次以上，并且伴有腹痛、腹胀，就极有可能感染了肠炎。急性肠炎多发生于夏、秋两季，多发于幼儿及儿童。通常由暴饮暴食或吃了生冷、变质食物及细菌污染的食物所致。病程通常在1周以内，急性肠炎如果不及时治疗，有可能会转为慢性肠炎。

慢性肠炎的病程较长，一般在2个月以上，通常与遗传因素、滥用抗生素、免疫力低下、精神因素等有关。

138招 肠炎的典型症状

1. **腹泻：**急性肠炎最主要的症状是腹痛伴有腹泻、腹部胀痛、大便呈稀糊状，甚至水样便且伴有浓烈的臭味，严重者大便中出现黏液及脓血。急性肠炎腹泻次数较多，轻者每天2~5次，重者达10次以上。

2. **食欲下降：**肠炎会导致胃肠蠕动增快，腹部疼痛会引起食欲下降。

3. **恶心或呕吐：**病毒性胃肠炎可能会导致恶心、呕吐的症状。

4. **肠鸣和腹部绞痛。**

5. **发热、全身不适、肌肉酸痛、极度疲惫等不适。**

139招 “三步走”调理急性肠炎

患有肠炎期间，肠道处于充血或发炎的状态，肠蠕动活跃或处于痉挛状态，消化能力较弱，恰当的饮食调理有助于病情的好转。

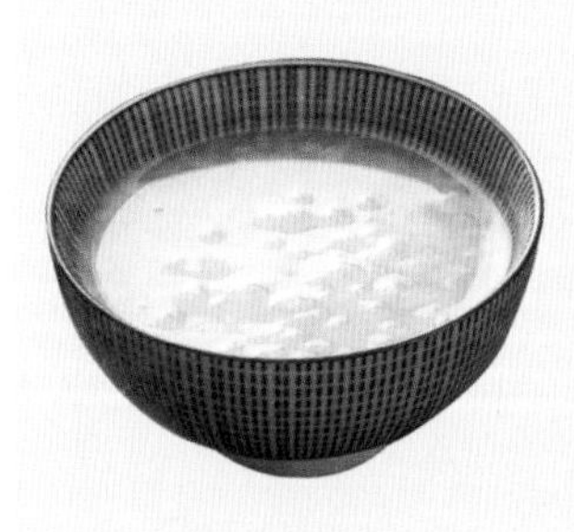

第一步：

急性肠炎初期，肠道最为虚弱，可以吃一些流食，如大米粥、藕粉、细挂面、烩薄面片等易于消化的食物。如腹泻严重或出汗较多，还应适当多喝一些淡盐水等。如果伴有较为严重的呕吐，影响进食和饮水，则可能需要服用电解质补液或通过输液补充体内水、维生素和电解质的不足。

第二步：

肠炎好转期，可以食用流质或半流质食物，如粥、面条、蒸蛋羹等。

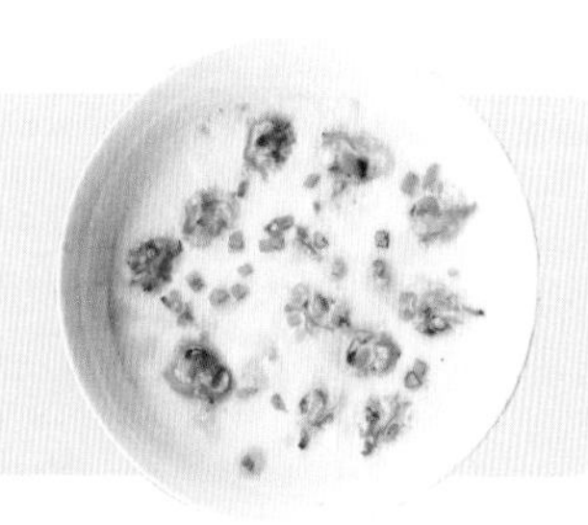

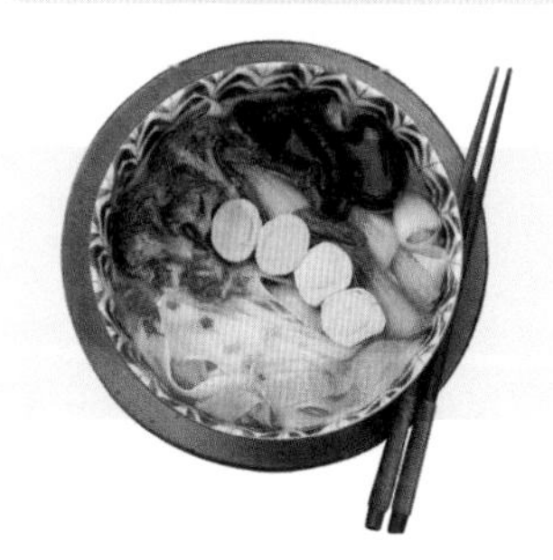

第三步：

肠炎恢复期，仍以清淡、软烂、温热食物为主。

急性肠炎患者需要补充身体缺失的水分、维生素等营养物质。为了更好地预防肠炎复发，还需要注意是否对某种食物或环境过敏，尽量避免接触过敏原。

肠炎处于恢复期时，患者肠道易感染，需要少吃或不吃生冷、坚硬、辛辣食物，不吃变质食物。平常应加强锻炼，提高自身免疫力，还要避免腹部受凉等。

140招 当心肠息肉

肠道黏膜表面长的“肉疙瘩”；

70% 以上为腺瘤性息肉；

80%~95%的大肠癌是由肠息肉演变而来；

高发年龄是50岁以上。

肠息肉男性发病多于女性，年龄越大，发病率越高。肠息肉是肠黏膜表面向肠腔凸出的隆起性病变，通常情况下，结肠和直肠息肉最多，小肠息肉较少。肠息肉一般没有明显的症状，只能靠肠镜检查发现。

肠息肉会长大，还有恶变为肠癌的可能。息肉主要分为炎症性和腺瘤性两种，通常炎症性息肉通过消炎治疗可以自行消失，但是腺性瘤则有非常大的恶变概率。

肠息肉演变为肠癌，一般需要 5~15 年的时间，平均为 10 年。如果有家族肠道病史，应尽早检查，早确诊，早诊治，可以避免直肠癌的发生。

141招 肠息肉的典型症状

很多时候，肠息肉症状不明显，一些小的息肉甚至没有明显症状，偶尔在肠镜检查时才能被发现。

当肠息肉比较大或量比较多的时候，会导致肠道刺激性腹泻或便秘的症状。如果息肉比较大，在大便的摩擦之下或者是大便比较干燥的时候，有些息肉可以被蹭掉，这些息肉或者是肠道损伤面就会出血。如果息肉和创面比较大，出血会比较严重，甚至是大便出现明显的鲜血。

142招 肠息肉的诱因及调理

通常，肠息肉的出现与遗传因素、不良生活与饮食习惯、肠道感染、维生素和矿物质缺乏等因素有关。

饮食习惯与肠息肉的形成息息相关。通常，肉类及鱼虾等高脂肪、高蛋白食物吃得过多，而粗粮及蔬菜等富含膳食纤维的食物吃得较少，容易导致大肠息肉。

年纪较大的人，肠息肉发病率也较高。有研究表明，肠息肉的发病率随患者年龄增长而逐渐提高。大肠是食物残渣停留的地方，食物残渣长期刺激肠道易引发肠息肉。因此，人到中年后，更需要注重定期检查。

肠道慢性炎症的刺激也会导致肠息肉。肠道黏膜受炎症刺激易产生充血水肿，进而导致黏膜增生，引发肠息肉。

引起结肠息肉的主要原因是肠道菌群失调，肠道坏菌增多，致使结肠出现慢性炎症，引发结肠息肉。

钙和维生素 D 缺乏，缺钙易导致结肠细胞过度生长，引发肠息肉。维生素 D 可以抑制肠息肉细胞的增长速度，降低癌变概率。

有肠息肉家族病史的人，应该定期进行肠道检查。

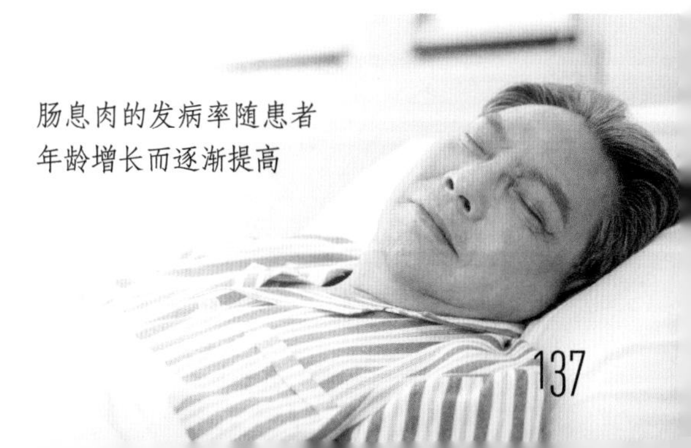

肠息肉的发病率随患者年龄增长而逐渐提高

143招 可怕的肠梗阻

一种常见的外科急腹症；

常见症状为“痛、胀、吐、闭”；

多发于术后、老年人、婴幼儿；

死亡率为5%~10%。

肠梗阻指肠内容物在肠道中通过受阻，为常见急腹症，可由多种因素引起。起病初，梗阻肠段先有解剖和功能性改变，继则发生体液和电解质的丢失、肠壁循环障碍、坏死和继发感染，最后可致毒血症、休克。

肠梗阻最典型的症状表现为“痛、胀、吐、闭”，即阵发性的剧烈绞痛、腹胀、恶心和呕吐、停止排便和排气。肠梗阻会影响血液供应，有使肠坏死、穿孔等危险，情况严重时还可危及生命。如能及时治疗，大多能治愈。

144招 肠梗阻的诱因

导致肠梗阻的原因多种多样，婴幼儿肠道发育不完善，饮食突然有比较大的改变，发生肠套叠引起肠道内容物运行障碍时，都会导致肠梗阻。

1. **服用止吐药物、化疗药物或术后粘连**：会引发肠道损伤，肠道功能异常。

2. **肠道肿瘤、肠系膜血栓**：会导致狭窄性肠梗阻。

3. **晚期卵巢癌及复发性卵巢癌、克罗恩病等疾病**：会有并发急性肠梗阻的风险。

4. **大便干结、肠息肉、肠道寄生虫等**：会引发肠道内容物堵塞，诱发肠梗阻。

145招 发现肠梗阻怎么办

若发现自己疑似肠梗阻时，不可盲目进食或进水，需要尽快去医院进行诊断并治疗。

不要盲目吃止痛药

肠梗阻会诱发剧烈的疼痛和腹部的闷胀感，此时不可盲目服用止痛药，以防形成药物依赖，更不可滥用泻药，泻药会使疼痛加剧，严重者会直接导致肠穿孔。

正确做法是遵医嘱用药，多卧床休息，稳定情绪，促进排气并留意病情。护理者也需注意观察患者呕吐物的颜色，及时记录病情变化，与医护人员进行有效沟通。

如何治疗

患有肠梗阻期间不能进食，需要通过输液来获取营养。

肠梗阻通常需要进行胃肠减压治疗，即使用医学方法将胃里积聚的东西引出体外，以改善胃肠壁血液循环，减少胀气，减轻或缓解肠梗阻症状。另外，还可通过胃管注入少量石蜡油来刺激胃肠蠕动，间接缓解梗阻。

经过医生评估后，还会对于部分肠梗阻患者进行手术治疗。

当心复发

肠梗阻治愈后，还有复发的风险。因此，在治疗后，需要继续进行饮食调理。从流质饮食慢慢过渡到半流质饮食和普通饮食；注意避免食用生冷干硬、辛辣刺激性食物，避免过饱及餐后剧烈活动或运动。少吃易产气的和不好消化的食物。进食七成饱、少食多餐；多饮水，多吃新鲜蔬菜，保持大便通畅。

146招 十二指肠溃疡危害大

一种常见的消化性溃疡；

好发于冬、春两季；

发病年龄多为35~45岁；

男性发病率比女性高。

十二指肠溃疡多发生在十二指肠球部，以前壁居多，其次为后壁、下壁、上壁。十二指肠溃疡是一种圆形或椭圆形的局限性黏膜缺损，累及黏膜、黏膜下层和肌层，治愈后不留瘢痕。溃疡穿孔后胃内容物流入腹腔，迅速引起腹膜炎，常产生剧烈腹痛，随后产生脓毒感染及中毒性休克，若不及时抢救，可危及生命，严重的十二指肠溃疡有可能会造成溃疡癌变。

147招 十二指肠溃疡的典型症状

十二指肠溃疡较典型的症状是饥饿的时候会胃痛，伴有灼热感，进食后得以缓解，俗称“馋病”，患者往往会由于进食过多导致体重增加，还可表现为上腹部钝痛、灼痛、胀痛或剧痛等不适。还有患者因溃疡慢性失血而导致贫血和乏力等。

胃溃疡与十二指肠溃疡的不同

胃溃疡患者胃酸分泌正常或稍低，而十二指肠溃疡则多会增高。这两种溃疡都是由胃酸刺激消化道黏膜引起的，但症状上明显不同。

症状的不同点	十二指肠溃疡	胃溃疡
疼痛种类不同	饥饿时疼痛。儿童患者以呕吐为主；老年患者则以肠道出血为主	多表现为上腹钝痛、灼痛
疼痛时间不同	空腹及夜间都会有明显的疼痛	进食后疼痛加剧
疼痛部位不同	脐上方或偏右有压痛	上腹正中或偏左有压痛

148招 十二指肠溃疡的诱因

十二指肠溃疡与胃酸分泌异常、幽门螺杆菌感染、长期服用非甾体抗炎药、生活及饮食不规律、工作及外界压力大、吸烟、饮酒以及精神因素密切相关。

幽门螺杆菌感染

消化性溃疡是由胃液的消化能力超过胃和十二指肠黏膜防御能力导致的。强力抑酸剂可以治疗溃疡，但溃疡愈合后复发率居高不下，即使长期进行药物治疗，一旦停药仍可能复发。80%~90% 的患者被发现存在幽门螺杆菌感染，根除此菌后溃疡可愈合。

胃酸分泌过多

十二指肠溃疡发生的根本原因多数是胃酸分泌过多。胃酸过高，激活胃蛋白酶原，使十二指肠黏膜自身消化，这可能是溃疡形成的重要原因。十二指肠溃疡患者的基础酸分泌和最大胃酸分泌量均高于健康人，除与迷走神经的张力及兴奋性过度增高有关外，也与壁细胞数量的增加有关。

胃十二指肠运动功能异常

一些十二指肠溃疡患者胃排空速度较正常人快。内容物排空过快使十二指肠球部与胃酸接触的时间变长，黏膜易发生损伤。

遗传因素

十二指肠溃疡不仅与先天遗传有关，还与后天的生活环境、饮食习惯、药物、吸烟及饮酒等习惯有关。

149招 复合性溃疡是什么

大多是先得十二指肠溃疡，再得胃溃疡；

男性多于女性；

会引发胃出血、胃穿孔。

胃溃疡和十二指肠溃疡同时存在即为复合性溃疡，这种溃疡占溃疡病患者的 5% 左右。

复合性溃疡以上腹部疼痛为主要症状，可为钝痛、灼痛、胀痛或剧痛，但也可仅有饥饿样不适感。大部分患者的病情发作呈周期性，每次发作 1~2 小时，间隔于两餐之间疼痛，或者呈季节性，在秋冬或冬春之交发作。

也有少数复合性溃疡患者是先患胃溃疡再得十二指肠溃疡。复合性溃疡患者男性多于女性，且并发症的发病概率比一般溃疡要高。

150招 复合性溃疡的饮食要点

饮食要点	原因
不要频繁饮用牛奶	牛奶富含的钙会刺激胃酸分泌，患者在饮用牛奶之后通常只能感到暂时的病症缓解，随后会明显感受到胃部不适
适当吃粗纤维饮食	膳食纤维摄入不足是导致患胃炎、胃溃疡的主要原因。细软食物含膳食纤维较少，并且细软食物不用怎么咀嚼，不能充分分泌唾液
可偶尔吃些微辣食物，如大蒜、辣椒等	微辣食物可以增加胃黏膜的血流量，还能刺激胃黏膜释放前列腺素，能够有效减轻多种有害物质对患者胃肠的损伤

151招 复合性溃疡的诱因

复合性溃疡可反复发作，而且很难治愈，其诱因有很多。

幽门螺杆菌感染

幽门螺杆菌进入胃部和肠道，引起胃、肠黏膜慢性发炎，从而导致复合性溃疡的发生。另外，一些巨细胞病毒、海尔曼螺杆菌等病菌也会引发复合性溃疡。

不良生活方式

酗酒、暴饮暴食，进食无规律；常食腌、熏、烤、辛辣刺激性食物；进食蔬果较少。这些会刺激胃黏膜，破坏胃黏膜屏障，导致胃炎、胃溃疡形成。尤其酒精具有亲脂性和溶脂性，可导致胃黏膜糜烂及黏膜出血。

创伤和物理因素

放置鼻胃管、剧烈恶心或呕吐、息肉摘除等微创手术、大剂量放射线照射均可导致胃黏膜糜烂、出血、溃疡。

遗传因素

有研究表明，很多复合性溃疡患者有该病的家族史。另外，该病患者的子女发病率也较高。

精神因素

长期处于紧张的人际关系、压抑、哀愁、自卑等悲观情绪中，可使消化性溃疡发病率明显升高。精神因素可增加胃酸分泌，减弱胃及十二指肠黏膜的抵抗力。

药物作用

长期服用非甾体抗炎药、化疗药等，刺激胃黏膜，导致严重的黏膜损伤，引发复合性溃疡。

胃动力异常

上消化道动力异常、幽门括约肌功能不全等因素也会延迟胃排空，导致胃泌素分泌异常，损伤胃黏膜上皮细胞。

152招 痔疮是什么

最常见的肛肠疾病；

发病率高达 59.1%；

通常高发于夏季；

女性多于男性。

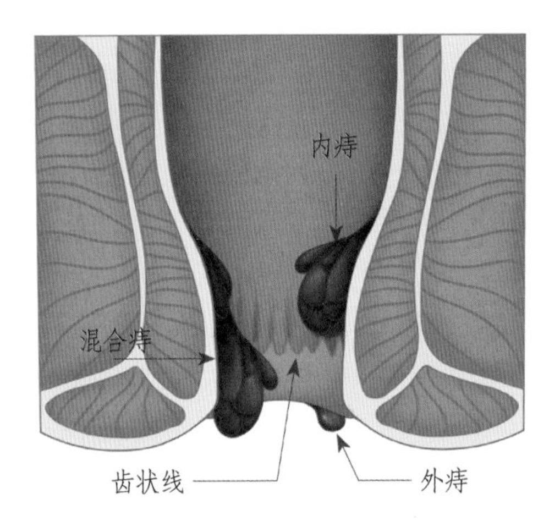

俗话说“十人九痔”，任何年龄都可发病，随着年龄的增长发病率增高。

痔疮是肛门周围的静脉肿胀和突出，分为内痔、外痔和混合痔。内痔位于肛管齿状线以上位置，会引起排便困难、便血等问题。外痔则在肛管齿状线以下位置，会引起明显的疼痛感，有肛周肿块、肛门不适、潮湿感、瘙痒等症状。混合痔，即静脉曲张跨越肛管齿状线，兼具内痔和外痔，因此二者症状都可出现。

153招 痔疮的典型症状

1. 便血：轻者排便有血丝、血条或少量血液；重者血液自肛门溢出。

2. 脱出：轻者痔核脱出，便后能自行收回；重者痔核脱出且不可自行收回，有水肿、坏死等。

3. 疼痛：内痔一般疼痛感较轻；重者肛门有烧灼样剧烈疼痛。

4. 黏液外溢和瘙痒：痔脱出后表面黏膜渗出液增多，严重者致肛周瘙痒和湿疹。

154招 痔疮的诱因

痔疮的发生与不良饮食和生活习惯有关，同时，也与某些慢性疾病、先天性生理异常有关。

水分及膳食纤维摄入不足

成人每日饮水1500~2500毫升，才能满足机体需求，饮水过少会导致胃肠蠕动减少。蔬菜、谷薯及油脂类等都可以提供消化系统正常运转所需营养，营养摄入不均衡会影响大便成分，诱发肛门、盲肠疾病。

不良排便习惯

腹泻和便秘均是痔疮的重要致病原因。

很多人喜欢吃泻药缓解便秘症状，但是腹泻会使腹压增高、肛门括约肌松弛而引起痔疮。如厕时有看手机、看书的习惯，导致排便时间延长，易引发肛门瘀血。排便时用力过猛、常进食辛辣刺激性食物会导致进入肛垫的血液增加，也易引发痔疮。

久坐、久站

学生、老师、司机等人群经常保持久坐或久站的姿势，如果中间缺乏休息，也会导致静脉血液回流受阻，血液瘀积，诱发痔疮。

先天原因

有的胚胎发育异常，也会有先天性肛肠疾病。

慢性疾病

一些肝脏疾病、肠炎等会影响肠道的营养吸收，长期营养不良、体质虚弱也会导致肛门括约肌松弛无力，诱发肛肠疾病。

155招 预防痔疮的 2 个小妙招

治疗痔疮通常需要药物，严重者还需要手术治疗。平时我们可以通过下面 2 个实用的小技巧来预防或减轻症状。

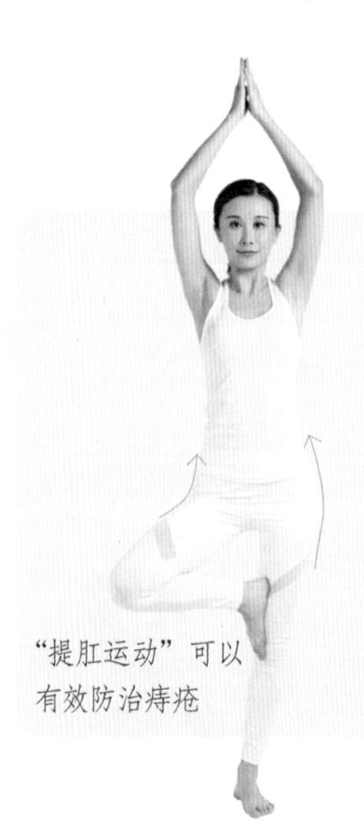

"提肛运动"可以有效防治痔疮

随时可做的"提肛运动"

做"提肛运动"可以增加括约肌功能，保证肛门部位的血液循环，达到防治痔疮的目的，同时还可增强盆底肌的功能，预防尿失禁。

自然站立时，肛门用力向内收缩，收缩 3~5 秒再放松 3 秒，重复该动作。这项运动在洗漱时、排队时都可以做，不建议在憋尿的时候做。

大便完毕冲洗

注意清洁可有效改善痔疮

大便完肛门处清洁不到位，就会导致细菌滋生，引发肛门炎症及肛垫肿胀。因此，大便完毕后用温水冲洗肛门，有助于预防肛门炎症。

清洁肛门可以用盆打水冲洗，也可以采用可冲洗肛门的马桶。

痔疮主要是由不良的饮食及生活习惯导致的。痔疮患者需要多喝水，饮食以清淡、易消化为主，忌辛辣刺激性食物，以及坚硬、油腻等难以消化的食物。平时可以辅助使用痔疮栓等帮助大便顺利排出，缓解肛周不适。

156招 肠癌需防范

一种常见的消化道肿瘤；

以大肠癌比较常见，通常可以治愈；

早期多无症状，可通过肠镜检查出来；

发病率较高，男性明显多于女性。

肠癌是较常见的消化道肿瘤，分为大肠癌和小肠癌，以大肠癌多见。大肠癌可发生在大肠各部，大部分为结肠癌和直肠癌；小肠癌分为十二指肠癌、回肠癌和空肠癌。肠癌常见的症状主要有腹痛、消化道出血及消化道梗阻。

大肠癌的生长特点是肿瘤容易多发，发病原因和生活方式、饮食结构、遗传因素有关。与其他肿瘤相比，大肠癌预后好，早发现、早治疗可使患者的 5 年生存率[①]达 90% 以上。

肠癌多发于 40 岁以上的中老年人，近年来有年轻化趋势。年轻人因为新陈代谢旺盛，癌细胞分裂更快，恶性程度比中老年人高。

肠癌虽然也受遗传因素的影响，但是更主要的还是受生活方式影响。临床病例研究显示，肥胖与肠癌的发病有一定的相关性。

日常膳食习惯由偏向蔬菜和谷物转变为大量肉、奶、鱼类等及精加工快餐，使身体摄入过多的能量、脂肪，而膳食纤维摄入不足，会大大增加肠癌的发病率。

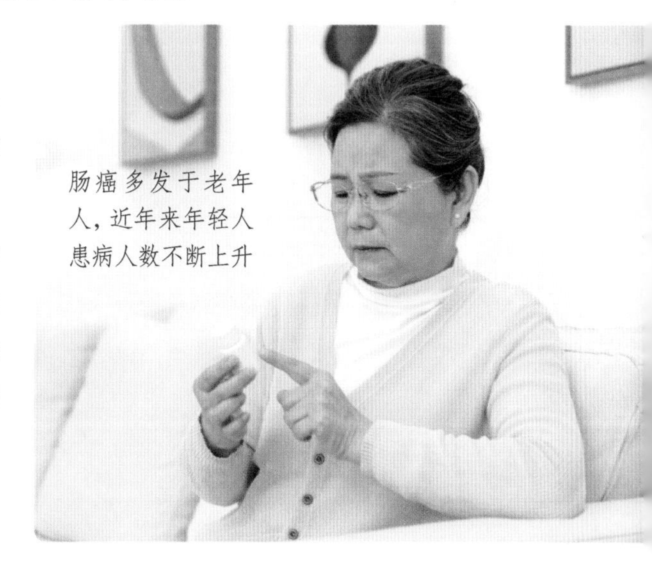

肠癌多发于老年人，近年来年轻人患病人数不断上升

注①：5 年生存率指某种肿瘤经过各种综合治疗后，生存 5 年以上的比例。

157招 肠癌有哪些征兆

肠癌早期通常没有症状或症状不明显，到了中晚期才有较明显的症状。提前关注肠道问题，早发现，早治疗，以免延误治疗时机。

排便习惯发生改变

大便的次数忽然变得不规律，比如以前一两天 1 次，突然变成一天多次或几天 1 次，这时候就需要注意了。大便出现不规则的形状，变细或变扁或呈黏稠状，也需要排除肠癌可能。另外，如果便秘和腹泻交替出现，也应警惕是否为大肠癌。

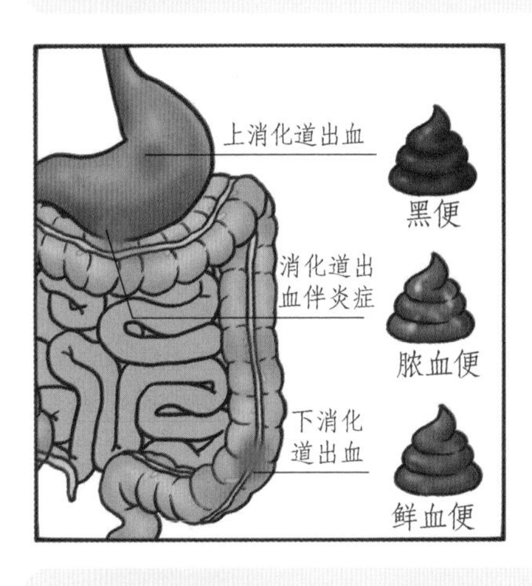

便血现象

便血也是大肠癌非常重要的症状，除了鲜红色的血，还有可能是黑色、暗红色、紫色等颜色。如有此症状，千万不要着急下定论。

腹胀与腹痛

通常大肠癌会引发腹胀和腹痛，还伴有食欲不振的现象。如果肿瘤发生在直肠，也会引起肠道排气增多。

营养不良

大肠因癌细胞的存在，功能会受到影响，导致患者消化不良，无法正常吸收食物中的营养物质。因此，很多大肠癌患者会有贫血、营养不良的症状。晚期患者会体形日渐消瘦。

158招 肠癌患者如何护理

肠癌容易复发，即使肠癌已治愈，仍需要定期进行肠道检查，同时建议40岁以上肥胖人群，有肠癌家族遗传病史、肠道息肉、经常熬夜久坐的人，及时完善肠癌筛查。

积极配合医生的检查与治疗工作，同时对患者身体进行科学的护理，也可以有效促进病情好转。

饮食调理

患者需要规律饮食，少食多餐。制作食物多采用蒸、煮、炖的方式，食物种类尽量丰富，可以适量添加山楂、黄芪、山药、陈皮等开胃健脾的药材或食材。

缓解疼痛

肠癌患者需要面对非常强烈的疼痛，切不可盲目吃止痛药，一定要在医生的指导下使用药物。还可以通过按摩、针灸等方法来缓解。

环境护理

使患者尽量处于卫生、舒适、安宁的生活环境中，以利于精神放松与建立良好的生活作息习惯。

多运动

患了肠癌后，需要加强运动，散步、慢走、练瑜伽、打太极拳、练八段锦等都是有利于身体康复的运动。术后，更需要循序渐进地运动，每天增长运动时间，逐渐适应到每天运动30分钟以上，以身体微微出汗、不过度劳累为佳。

在运动中出现头晕、恶心、疼痛等症状时应立即停止，并及时就医。

清肠道

饮食 + 排毒 + 运动

第八章

中医调理肠道

中医认为胃肠积热、阳虚寒凝、气血津亏等都会导致便秘。泄泻也分寒性和热性，根据不同的症状和病因有不同的调理方法，对症施治方能取得良好的疗效。同时，了解肠道疾病的病因，有助于我们预防疾病。

159招 十二时辰养生法

《黄帝内经》主张按时节养生，养生不仅要顺应一年四季的变化，还要符合一日十二时辰的规律。人体内的五脏六腑以及经络都与一天的特定时辰相对应，每一个时辰都有一个经或一个脏腑来“值班”。把握恰当的时机保养相对应的脏腑，可以起到事半功倍的效果。

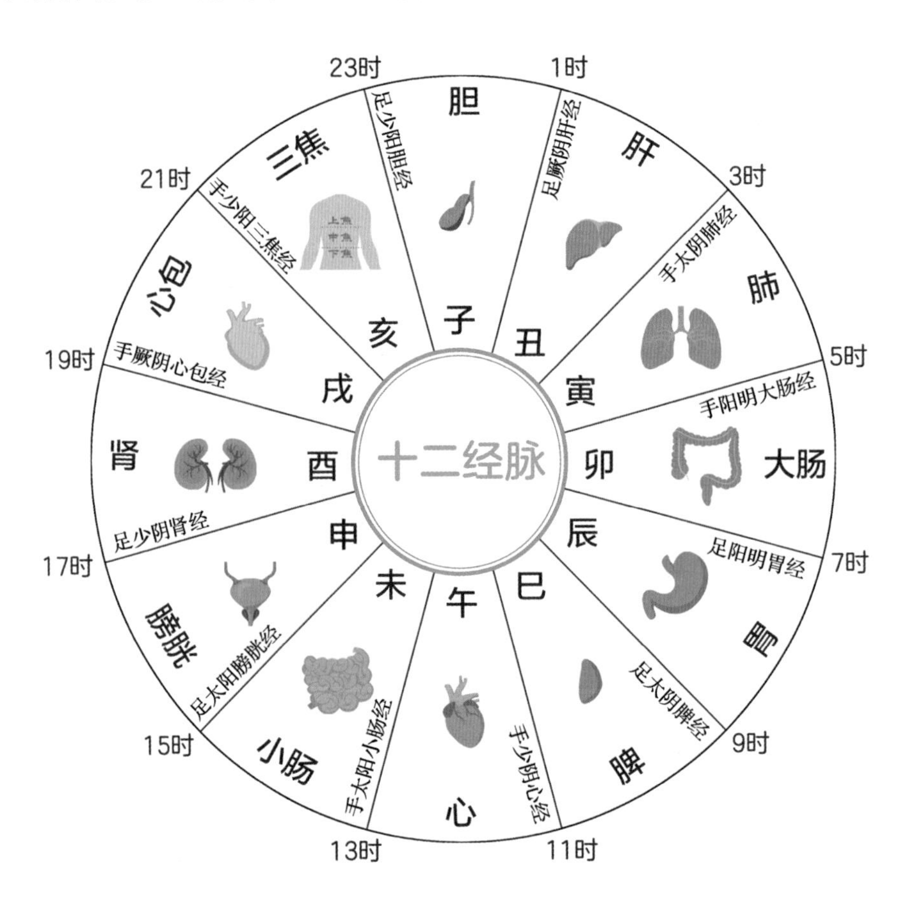

子时 23:00~1:00 胆经当值|入睡保护阳气

丑时 1:00~3:00 肝经当值|进入深度睡眠

寅时 3:00~5:00 肺经当值|睡眠忌打扰

卯时 5:00~7:00 大肠当值|排毒好时机

辰时 7:00~9:00 胃经当值|早餐营养要均衡

巳时 9:00~11:00 脾经当值|锻炼身体强脾胃

午时 11:00~13:00 心经当值|小睡一会儿形神安

未时 13:00~15:00 小肠经当值|按摩小肠经助消化

申时 15:00~17:00 膀胱经当值|工作学习的黄金时间

酉时 17:00~19:00 肾经当值|培养肾精好时机

戌时 19:00~21:00 心包经当值|拍打膻中增强心脏活力

亥时 21:00~23:00 三焦经当值|休养生息养气血

160招 卯时护大肠

中医认为，卯时即早上5~7点，为大肠经当值的时间。大肠经与大肠、肺等脏腑相连，负责吸收糟粕中的水分，将食物消化剩余的残渣变为粪便排出体外。

7点左右排便

经过一夜睡眠，人体的精气得以蓄养，到了早上5~7点，大肠经当令，卯时大肠开始排毒，此时最适宜起床，酝酿便意，将堆积在体内的毒素排出体外。通宵达旦或睡懒觉都会导致大肠经运行不畅，不利于体内废弃物排出。久而久之则容易出现口臭、便秘、面部长痤疮等症状。

保护肺部

肺受损也会影响大肠的排泄功能，肺部受寒时，会导致身体出现便秘、大便难解或排便不畅等问题。

肺最易受寒邪入侵，因此起床后需要注意保暖，尤其是颈部和背部。另外，做一些舒缓的运动也有利于保养肺部。

按揉尺泽穴有降逆通便的作用，尺泽穴位于人体肘横纹中，肱二头肌腱桡侧凹陷处，微屈肘取穴，可以经常按摩此处。

按摩方法：弯曲拇指，以指腹按压或揉压尺泽，每次左右各按压1~3分钟，以微微酸痛为宜。经常按摩，有助于防治气管炎、咳嗽、过敏等。

161招 大肠经的经络位置

大肠经为手阳明经，在十二经中有独特的应用，有养阳、生津、通肺等作用。大肠经异常会导致头痛、牙痛、口干、颈部肿大、肩周痛、咽喉炎、胃肠功能弱、身上多斑点等症状。

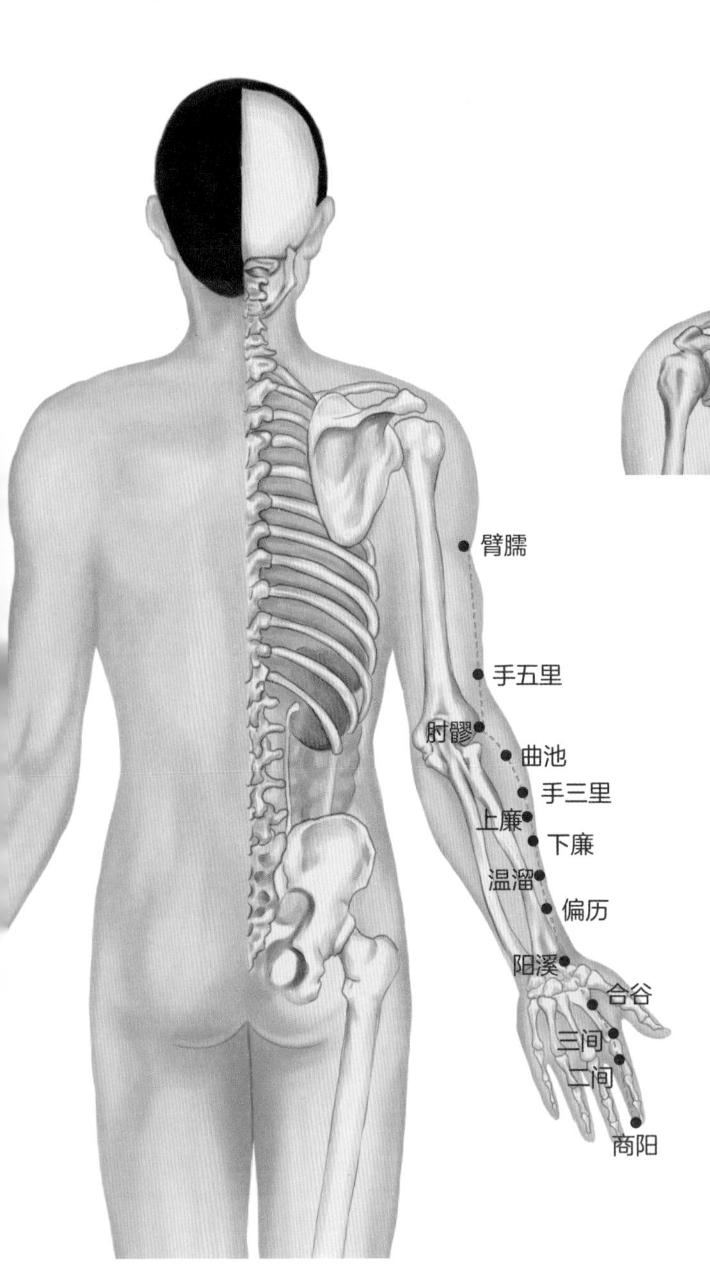

大肠经即手阳明大肠经，位于胳膊外侧上缘，与肺经相称，其走向从手到头，起始于商阳穴，结束于迎香穴，左右各20个穴位。

中医认为，大肠为“传导之官”，意为大肠的主要功能是转化糟粕，通过大便排出体内的毒素。可以在日常生活中进行按摩、针灸等方式刺激大肠经穴位，使大肠经得以疏通，正常循行，可以使排便通畅，保护肠道。

162招 “五更泻”如何调理

有的人一到早上就容易腹泻，俗称“五更泻”，中医上又叫“鸡鸣泻”，症状为只在清晨或者凌晨的时候会出现腹痛、腹泻的情况，白天则不会腹泻，还伴有畏寒的情况，饮食或环境稍微受一点寒凉就会产生腹泻。

“五更泻”通常是脾肾阳虚所致，体内阳气不足，大肠虚寒，主津液功能降低，无力吸收水分，形成腹泻，因此要注意前胸和后背的保暖。

调养上需要注意温补脾肾、固涩肠道。可以吃一些红枣等温补脾肾的食物，也可以用山药、糯米各 50 克、栗子 5 个一同煮粥食用。

“五更泻”还有可能与进食某些肠道不耐受的食物有关。

163招 晨起一杯水

早上喝一杯水，可以促进胃肠蠕动，更容易有便意，还可以补充身体缺失的水分。

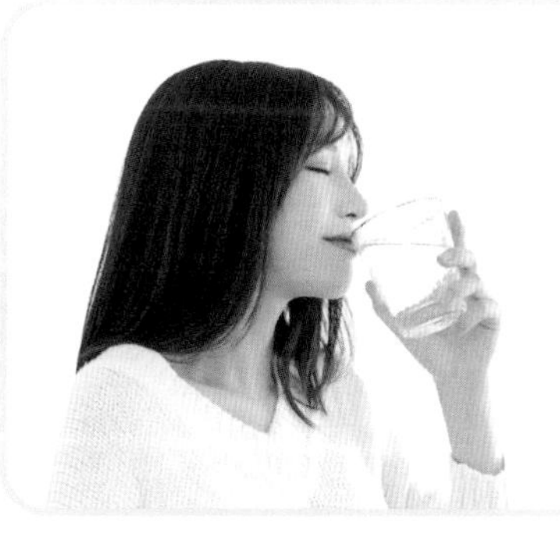

清晨喝水最好是空腹喝，小口小口地饮用，否则难以起到冲刷胃肠、促进血液循环的作用。早上一杯水最好选用温水。尤其是胃肠不好的人，不宜喝凉白开或过烫的水，容易引起胃肠不适。保持早起后空腹喝温水的习惯对身体健康有好处。

164招 疏通大肠经，美容抗衰老

大肠经循行正常有助于体内阳气升发、生津，大肠经如果发生气血阻滞、经络不通等问题，会造成牙齿疼痛、颈部肿胀或便秘等症状。常常采用敲击、按摩等方法刺激大肠经，有助于清肠排毒，促进新陈代谢。

防治皮肤病

肺主皮毛，与大肠相表里，大肠经气血旺盛，经气通畅，就可以及时将体内毒素排出体外，确保肺功能正常。而当肺气不足时，会直接影响大肠排泄，使体内的毒素淤积，脸上容易长痘，身上起湿疹。肺好了，人自然面色红润、肌肤细腻。

大肠经疏通可以很好地调节肺与大肠。同时有关呼吸道的问题，如咳喘、感冒等也能得到缓解。

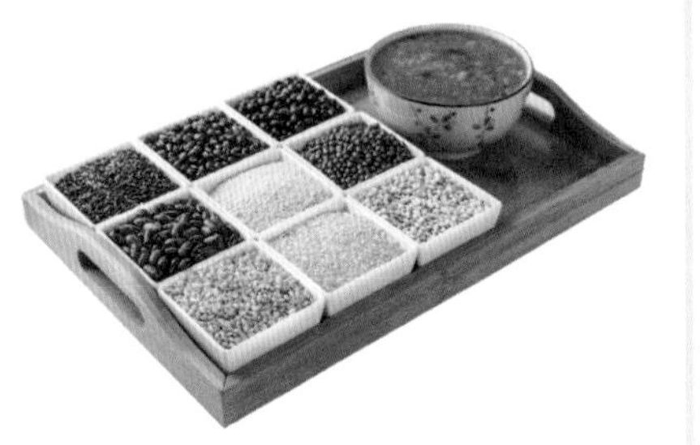

常吃杂粮有助于预防便秘

预防便秘

大肠正常吸收水液，通过中焦上输到肺，并布散津液至周身时，人就不会感到口干舌燥；同时大肠得以濡润，便秘的症状也能得到缓解。

调理便秘，关键在于调理好大肠。如果排便不畅，可以敲打小臂 2 分钟，帮助促进肠道蠕动，通便效果会很明显。

增补阳气

大肠经是多气多血的一条经络，可以增补人体阳气，也可以调节气血过旺。经常拍打大肠经，能起到美容和抗衰老的作用。

165招 按摩大肠经

保养大肠经的方法很简单，学习这些按摩大肠经的方法，每天在晨起或休息时都可以做。

循经拍打

保养大肠经要手握空拳，沿着大肠经的循行路线拍打，从手部的商阳穴开始，力度适中，每次左右手分别拍 4~6 分钟即可。

按摩最佳时间

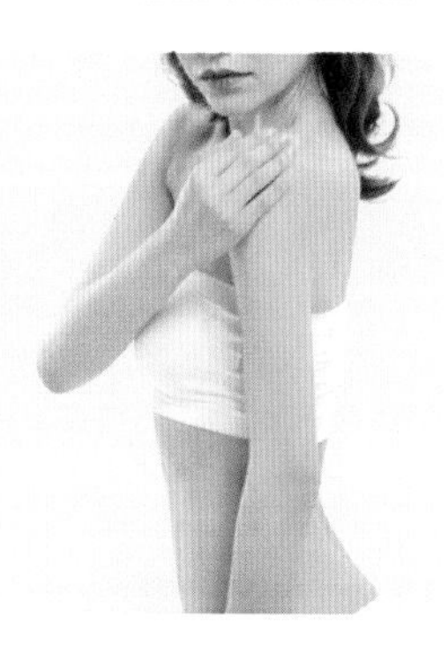

每天在早上起床之后坚持拍打 1 次，因为大肠经气血最旺的时间是在早上的 5~7 点，在这段时间内进行按摩保健，效果是最好的。大肠经气血旺盛通畅，有助于改善身体内外的很多疾病。

轻按鼻翼

迎香穴在鼻翼旁开约 1 厘米，在鼻翼两侧各有一个凹陷点。按摩时，可以将两手食指的指尖置于迎香穴，做旋转揉搓。鼻子吸气，嘴巴呼气。吸气时向外、向上揉搓，呼气时向里、向下揉搓，连做 8 次。

经常按摩此处，不仅有利于大肠健康，而且可以清热散风，缓解感冒或牙疼。

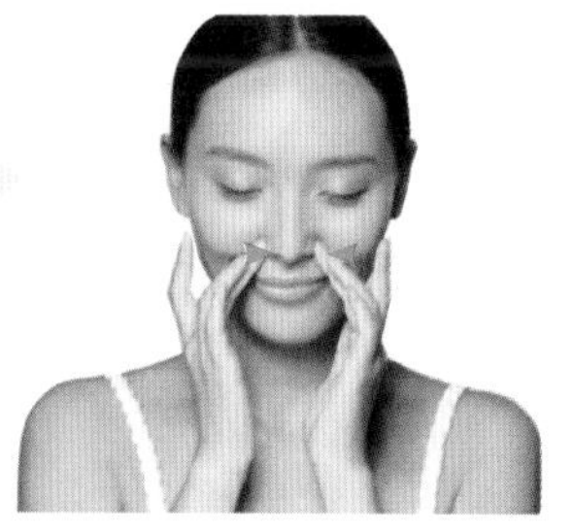

鼻翼部位迎香穴，每天可按摩此处

揉腹按摩

大肠的起点在右下腹，终点在左下腹。按揉腹部也能够增加肠动力。按摩方式以肚脐为中心，顺时针按摩有通便作用，逆时针按摩有止泻作用。

166招 未时保养小肠

小肠是食物的整理大师，可以泌浊扬清。中医认为未时，即下午1~3点为小肠经当值的时间。

如果盲目讲究过了中午就不吃东西，不利于身体健康

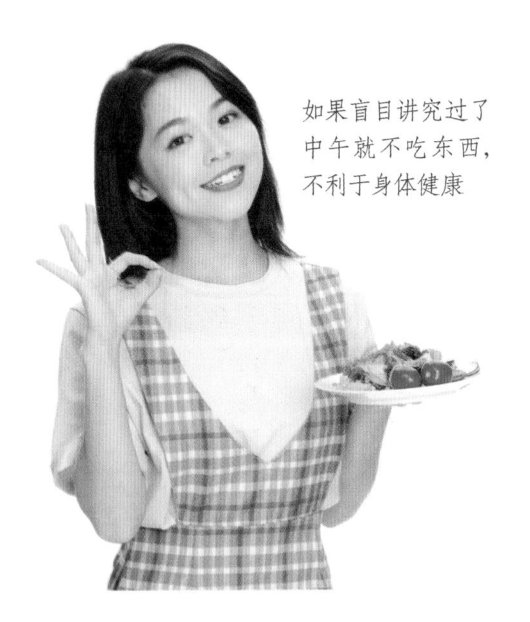

午餐午时吃

中医讲究“过午不食”，应理解为按正确的时间吃饭，并非午饭后就不再进食。

午餐最好是在中午12点左右吃，这样到了下午1~3点小肠经最活跃，可以充分吸收食物的营养，减少脂肪堆积。

人体内具有进食和消化食物的生物钟，到了吃饭的固定时间，胃肠就会加速蠕动，胆汁分泌旺盛，最适合进食，并且午餐要吃得有营养、食物种类要丰富，同时避免吃得过饱，否则整个下午都会觉得没有精神。

保护血管多喝水

人们在下午1~3点这段时间可以多喝水，小肠经在这个时间段最活跃。如果小肠有热，人会干咳、排屁，此时多喝水、喝茶有利小肠排毒降火，并且对血管有利。

中医认为，小肠经主要功能是“主液所生病”。“液”包括月经、乳汁、白带、精液以及现代医学所称的腺液，如胃液、胰液、前列腺液等，所以凡与“液”有关的疾病，都可以先从小肠经来寻找解决办法。

167招 小肠经的经络位置

小肠经经络走向主要是肩背、颈椎、脸部、耳朵。因此，小肠经不通时会出现目赤肿痛、目视不明、耳聋、耳鸣、牙龈肿痛、咽喉肿痛、咳嗽、气喘、头痛、颊肿，也可见脖颈僵痛、肩臂疼痛、手指或腕部疼痛、腰背酸痛、小腹疼痛，以及女性乳汁不足等病症。

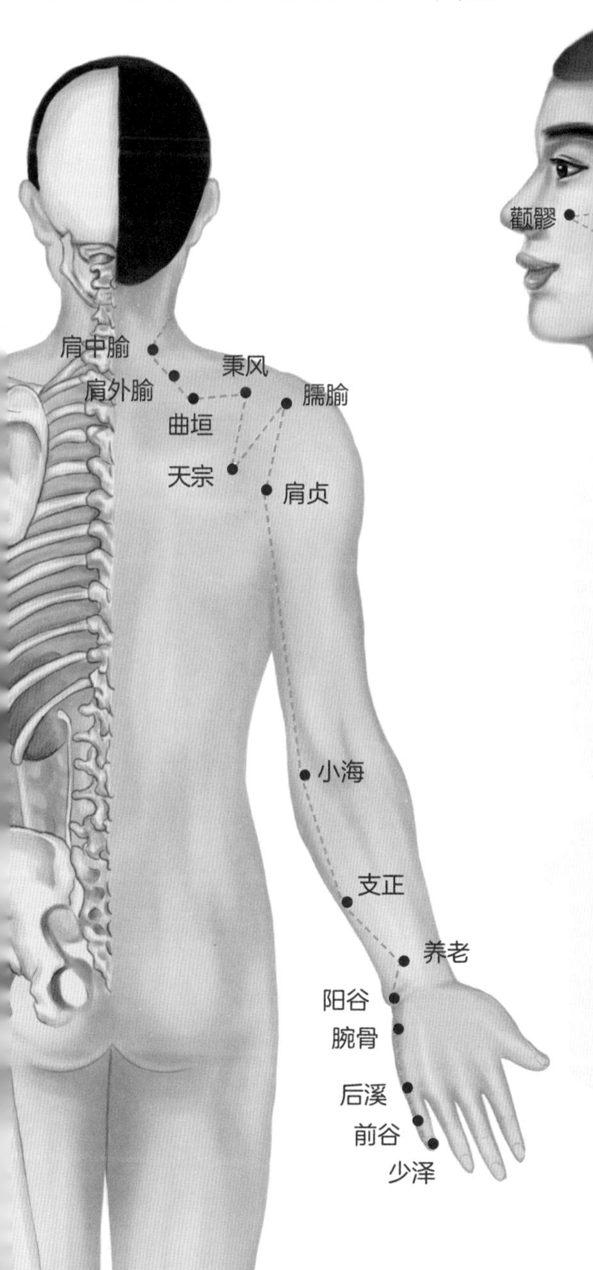

小肠经即手太阳小肠经，与手太阴心经相互属络而成表里关系。小肠经从小指旁的少泽穴起，沿着胳膊外侧循肩膀一直向上到头部，直到耳朵旁的听宫穴，左右各有 19 个穴位。

中医认为，小肠为“受盛之官”，即食物消化与吸收的主要场所。按摩小肠经不仅有助于消化，还可改善肩颈和颈椎疾病，使大脑供血畅通。

168招 小肠经的妙用

按摩小肠经，促进乳汁分泌

小肠经是“主液所生病者”。女性如果患有贫血或者乳汁不下等症，可以通过按摩小肠经来调理气血，刺激乳汁分泌。

活动关节

另外，小肠经的循行跨过腕、肘、肩3个关节，对关节两侧的穴位进行点按，可以对关节的屈伸不利和周围软组织病变有较好的辅助治疗作用。

促进营养吸收

小肠主要分清泌浊，小肠经堵塞会影响人体对精微物质的吸收，导致身体抵抗力下降，体质变弱等。经常按摩，能进行小肠保健，促进营养吸收。

预防心脏疾病

小肠经与心相表里，按摩小肠经，还能有助于心脏健康。

促进消化

按摩小肠经有改善消化吸收的作用，能有效缓解便秘、腹胀、腹泻等。

改善皮肤

按摩小肠经可改善肤质，使皮肤润泽，对皮肤过敏、暗疮、湿疹有一定缓解作用。

169招 拍打疏通小肠经

循经敲打

一只胳膊伸直，用另一手握空拳敲打桡侧（靠近小指侧），每次敲打100~150下，然后换手操作。

小肠经有7个穴位在肩颈部，可以用左手敲打右侧，右手敲打左侧。如果自己不方便操作，可以记住循经方向，请家人、朋友帮忙。

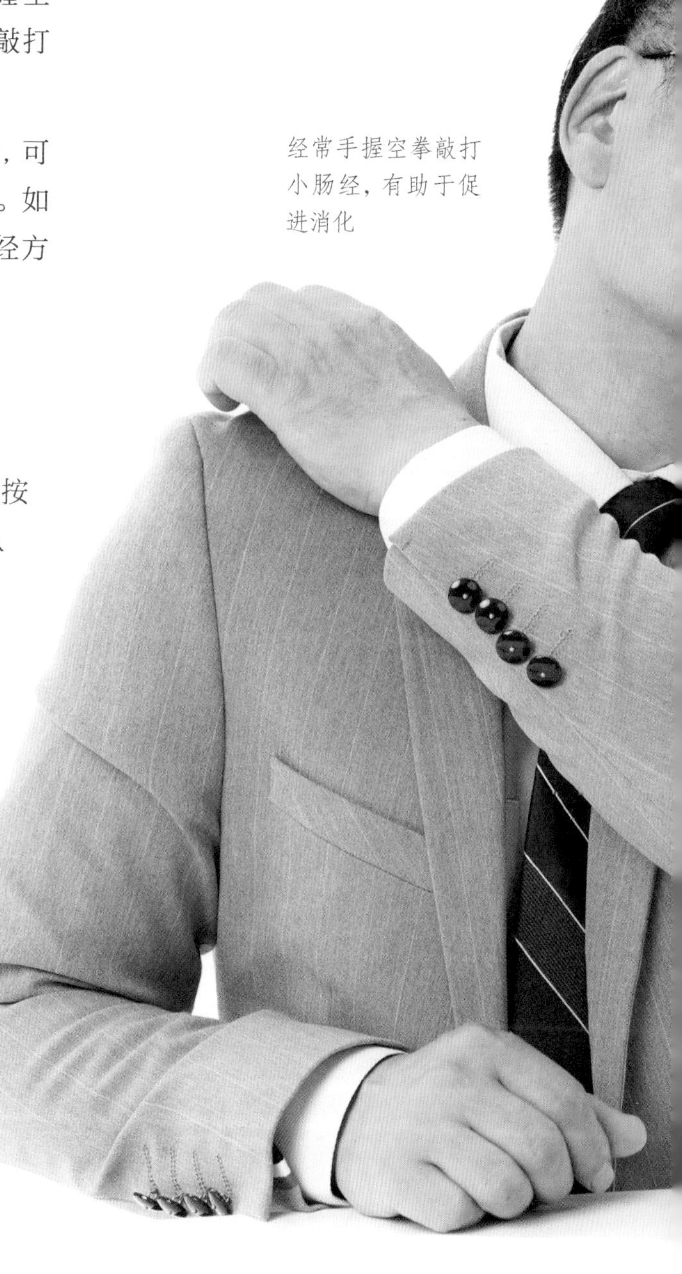

经常手握空拳敲打小肠经，有助于促进消化

分清补泻

按摩小肠经时，从手向臂部的按摩为补法，适宜于小肠经气虚；从臂部向手的操作为泻法，适宜于小肠经气实。在按摩过程中，疼痛不适的部位应加重按摩力度，并可适当延长按摩时间。

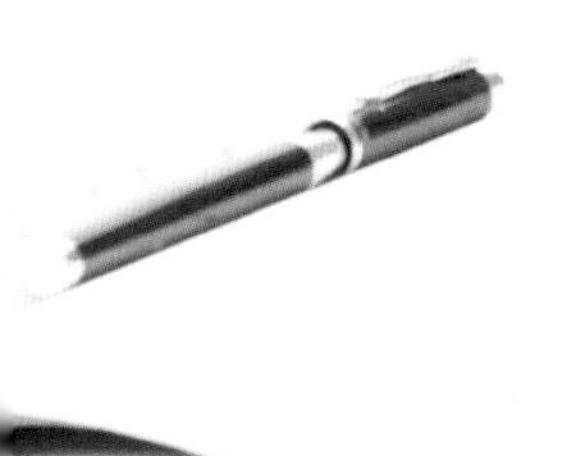

170招 实秘或虚秘？便秘也分证型

实秘为大肠燥热、气滞导致的便秘，治疗一般以消积导滞为主。虚秘一般是指慢性便秘，分为气虚、血虚、肾虚及阳虚等，治疗以养血补气等为主。

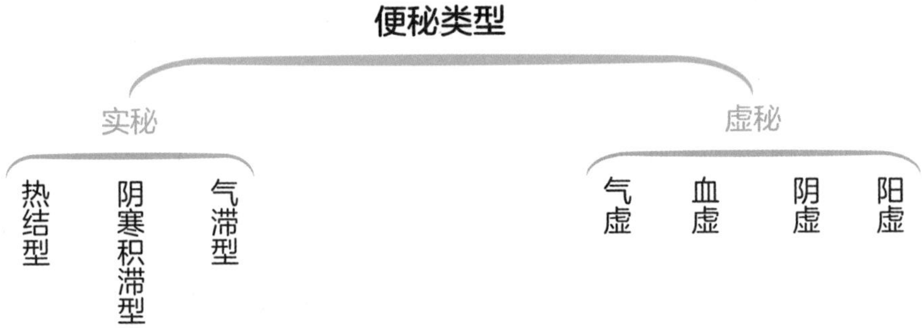

便秘类型

- 实秘
  - 热结型
  - 阴寒积滞型
  - 气滞型
- 虚秘
  - 气虚
  - 血虚
  - 阴虚
  - 阳虚

便秘证型	主要症状及表现	调理方法	参考用药
热结型	大便干结、身热烦躁、口干口臭、小便黄、舌苔较黄	清热润肠	可用泻下的药，如大黄、厚朴、枳实和火麻仁等
阴寒积滞型	大便艰涩，舌苔白腻，腹部胀痛	温中散寒，通便止痛	可用大黄附子汤等
气滞型	有便意，但是排便不畅。腹胀伴有肠鸣，舌苔薄腻	顺气导滞	可用柴胡、白芍、莱菔子、枳实等
气虚	面色较为苍白。排便时需要很用力，且易出汗，而且排便后比较乏力	补中益气	可用黄芪、党参等
血虚	贫血，面色无华。大便干燥，容易心悸、头晕	养血	可用熟地、当归、首乌等
阴虚	大便干结，身体潮热、盗汗、手脚心发热	滋阴	可用何首乌、生地、麦冬、玄参、当归、枳壳等
阳虚	腹部发凉，冷痛，热敷可缓解；大便艰涩，黏腻	温阳化湿	可用肉苁蓉、当归、牛膝等

注：用中药时，需有医生指导，且勿自行用药。

171招 腹痛、便秘，这样按摩

按摩大陵穴可以清热泻心、健脾胃，治疗心火、脾火过旺引起的腹胀、口臭等。大陵穴与外关穴、支沟穴配伍，可以缓解腹痛、便秘。

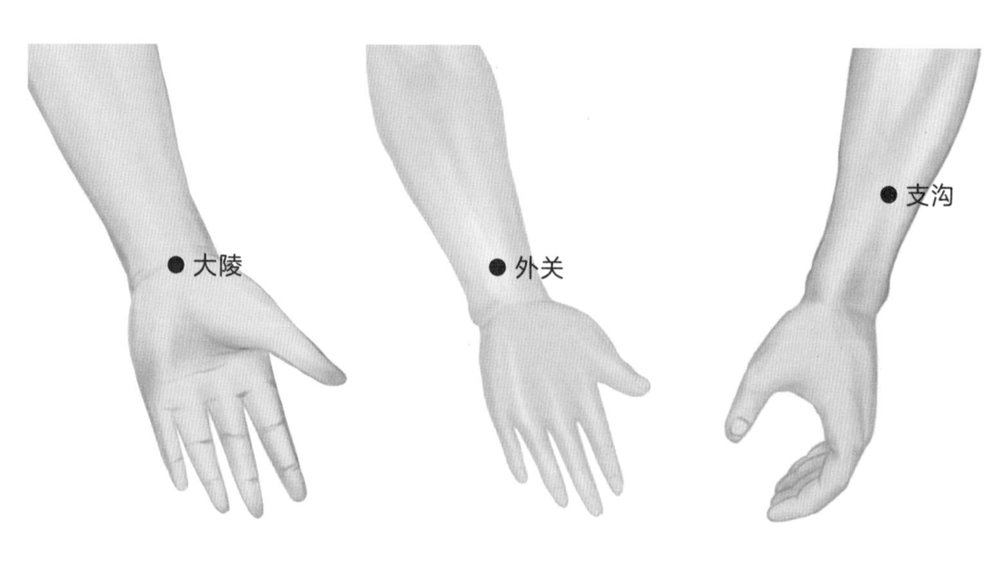

大陵穴

【定位取穴】位于腕掌横纹的中点处，掌长肌腱与桡侧腕屈肌腱之间。

【快速取穴】微屈腕握拳，腕横纹上两条索状筋之间即是。

外关穴

【定位取穴】位于前臂背侧，腕横纹向上 2 寸处，与正面内关穴相对。

【快速取穴】在阳池与肘尖的连线上，腕背横纹上 2 寸，尺骨与桡骨之间。

支沟穴

【定位取穴】在前臂外侧，腕背侧远端横纹上 3 寸，尺骨与桡骨间隙中点。

【快速取穴】抬臂俯掌，掌腕背横纹中点直上 4 横指，前臂两骨头之间凹陷处即是。

按摩方法

这 3 处穴位都在手掌与手腕上，可以左右手交替按摩，可以进行垂直按压、揉转，刺激穴位以产生微酸、微胀的感觉。每个穴位轮流按摩 2~3 分钟。每天 1~2 次。

172招 人体自带的“通便神器”

怀孕期间或体内火气旺盛时，会发生肠燥便秘的情况，而采用通便药物又常有诸多不良反应，这时就可以考虑启动人体自带的“通便神器”——商阳穴和大肠腧穴。

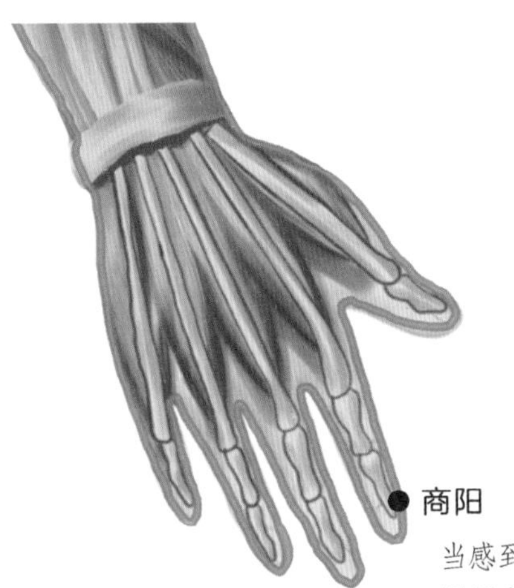

商阳穴

【定位取穴】在食指末节桡侧，指甲根角侧上方0.1寸。

【快速取穴】食指末节指甲根角，靠拇指侧的位置。

【按摩方法】每天按揉商阳穴100次。

大肠腧穴

【定位取穴】在腰部，第4腰椎棘突下，后正中线旁开1.5寸。

【快速取穴】两侧髂嵴连线与脊柱交点，旁开2横指处即是。

【按摩方法】以手指指腹按揉大肠腧穴100次，或握拳在穴位处按揉。

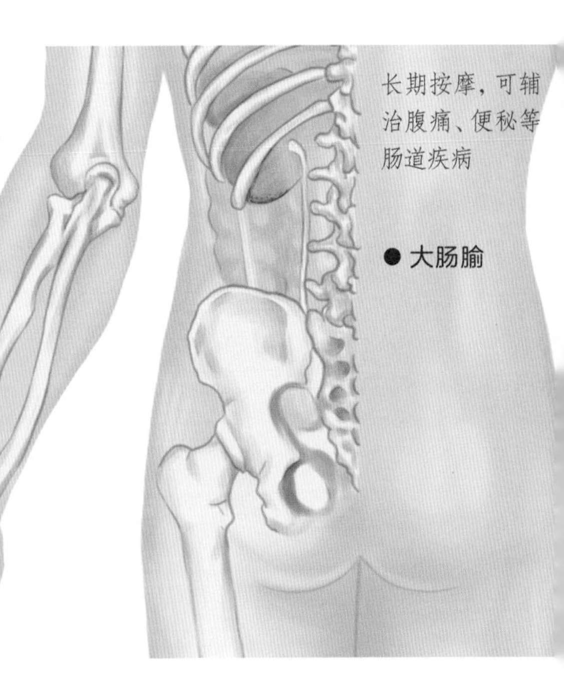

173招 两款中药食养方

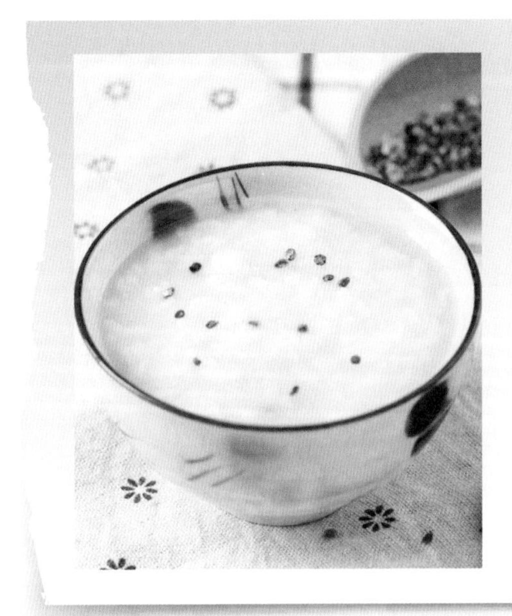

砂仁粥

原料：砂仁 2 克，大米 50 克。

做法：❶砂仁捣碎为细末；将大米洗后，放入锅内。❷加水适量，煮粥，待粥将熟时，调入砂仁末，稍煮即可。

功效：可以温补胃肠，改善腹胀、消化不良等问题。

黄芪芝麻糊

原料：大米 40 克，黑芝麻 30 克，黄芪 5 克。

做法：❶将黄芪煎取汁液，去渣。❷大米洗净，浸泡 2 小时；黑芝麻淘洗干净。❸将大米、黑芝麻、黄芪汁放入料理机中，打成米糊即可。

功效：可以改善术后、产后或老年人由于体虚造成的便秘。

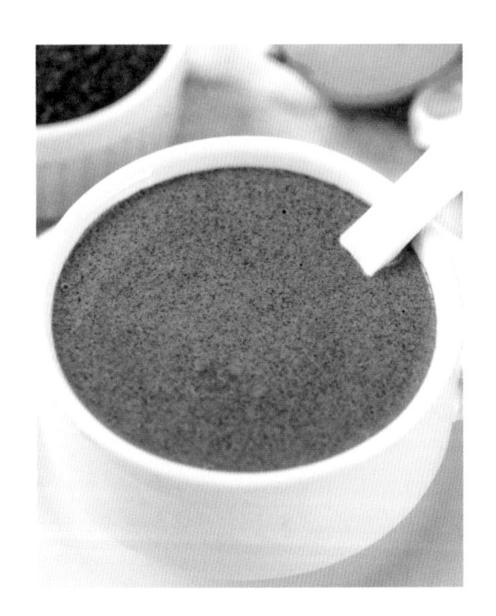

174招 急性腹泻，按摩梁丘穴

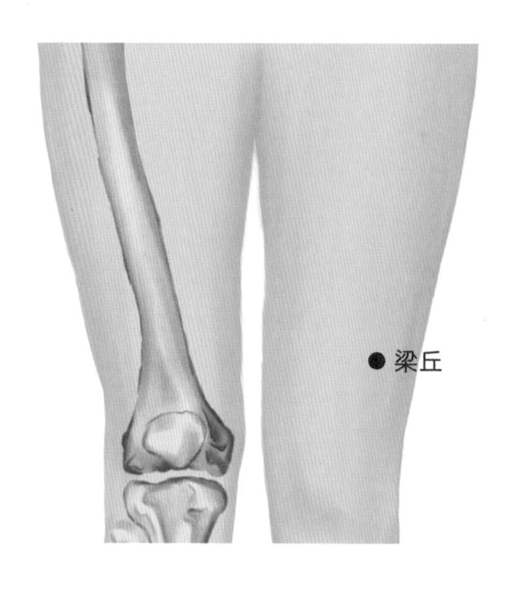

梁丘穴的作用是约束胃经经水向下排泄。按摩梁丘穴有清热消积、和胃降逆的功效，常用于治疗腹泻。

梁丘穴

【定位取穴】在股前区，髌底上2寸，股外侧肌与股直肌肌腱之间。

【快速取穴】坐位，下肢用力蹬直，髌骨外上缘上方凹陷正中处即是。

【按摩方法】用拇指朝大腿方向按压或按揉此穴1分钟。

175招 慢性腹泻，按关元穴、气海穴

气海穴偏重于补气，关元穴偏重于补肾。按摩这两个穴位可以有效改善小便赤涩、月经不调、腹痛、腹泻等问题。

关元穴

【定位取穴】在下腹部，脐中下3寸，前正中线上。

【快速取穴】在下腹部，正中线上，肚脐中央向下4横指处即是。

【按摩方法】用指腹按揉此穴200下，每天1次。

气海穴

【定位取穴】在下腹部，脐中下1.5寸，前正中线上。

【快速取穴】在下腹部，正中线上，肚脐中央向下与关元之间的中点处即是。

【按摩方法】用指腹或手掌的掌根按揉此穴100~200下，每天1次。

176招 肠胀气，按摩天枢穴、中脘穴

生活中，如果有下腹部胀痛、肚子里有气，但是使劲也排不出的感觉，可能是肠胀气。通常，肠胀气还伴随有食欲不振、便秘等症状。肠胀气可以通过按摩调理，必要时需要结合益生菌、消积滞药物调理。

天枢穴

【定位取穴】在腹部，横平脐中，前正中线旁开 2 寸。

【快速取穴】仰卧，肚脐旁开 3 横指，按压有酸胀感处即是。

【按摩方法】取坐位或仰卧位，用双手拇指或中指按压两侧天枢穴半分钟，然后顺时针方向按揉 2 分钟，以局部感到酸胀并向整个腹部放射为好。

中脘穴

【定位取穴】在上腹部，脐中上 4 寸，前正中线上。

【快速取穴】在上腹部，肚脐与胸剑联合连线的中点处。

【按摩方法】晨起或入睡前，按揉中脘穴 100 次左右。

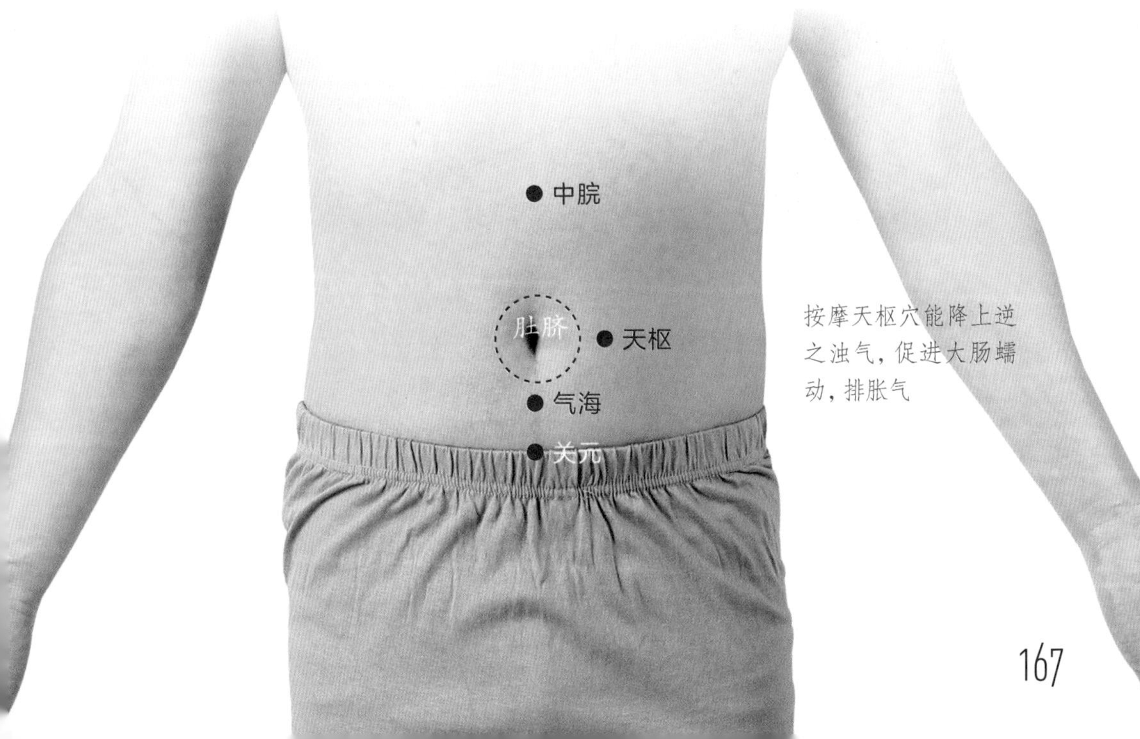

按摩天枢穴能降上逆之浊气，促进大肠蠕动，排胀气

177招 腹部按摩，增强胃肠动力

肚脐位于人体的中心，而肚脐周围则相当于交通枢纽的环岛，分布有胃经、肾经、脾经、任脉、带脉、冲脉等经脉，还有很多穴位，如天枢、中脘、关元等，这些经络如果不通畅，气血的上行下达受阻，就会造成胀气、便秘、消化不良、胃下垂等疾病。

经常按揉腹部可以疏通气血，一般坚持 7 天左右可以明显改善便秘、腹胀等症状。长期坚持可以改善脾湿造成的虚胖，让身体变得结实，使肚子上的赘肉明显减少。

揉腹

❶排空小便，洗净双手，掌心可以涂上按摩油、薄荷水等。

❷取仰卧位，双膝屈曲，全身放松，左手按在腹部，手心对着肚脐，右手叠放在左手上。

❸先按顺时针方向绕脐揉腹 100 次，再逆时针方向按揉 100 次。

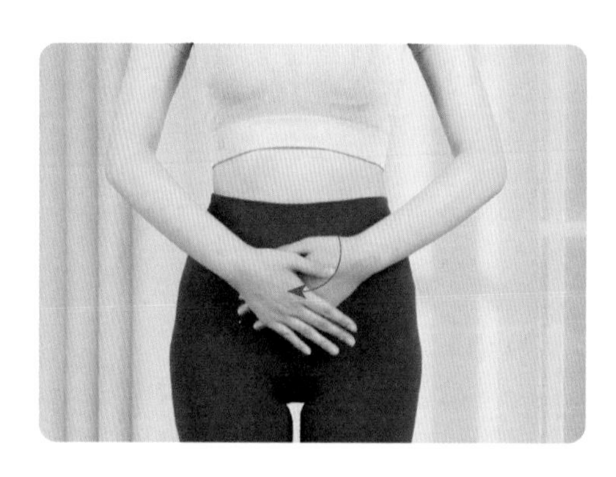

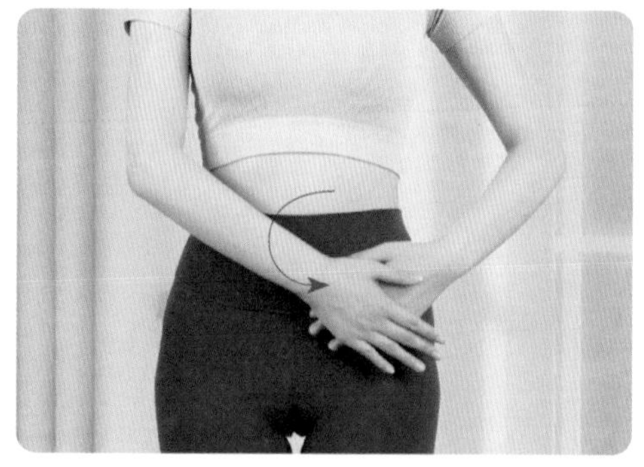

推腹

左手叉腰，大拇指在前，四指托后。用右手中指从左侧胸部往下推到大腿根，推 21 次。再换右手叉腰，以左手中指推右侧，也进行 21 次。

揉腹和推腹时间一般宜选在睡前或即将起床，不宜在过饥或过饱的情况下进行，女性不宜在经期或孕期做。揉腹和推腹时，用力要适度，精力集中，保持自然呼吸。

178招 痔疮的中医调理

中医认为，痔疮是由于经络循行不畅，体内气血运化失常导致湿热之气积聚引起的，这股湿热之气向上行容易诱发口腔问题，向下行则易诱发痔疮。按摩穴位或挑痔疗法可以缓解和治疗痔疮。

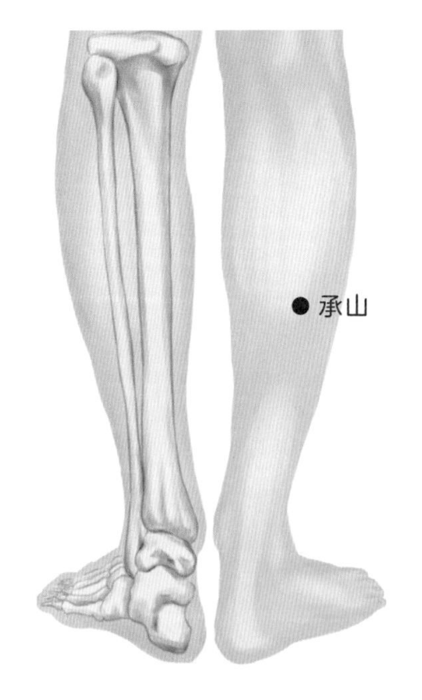

承山穴

【**定位取穴**】在小腿后侧，腓肠肌两肌腹与肌腱交角处。

【**快速取穴**】俯卧，膝盖后面凹陷中央的腘横纹中点与外踝尖连线的中点处即是。

【**按摩方法**】以拇指指腹按揉穴位 5~10 分钟，以皮肤表面发热发胀为宜。

此外，对长强穴、三阴交穴、二白穴、次髎穴等穴位进行按摩也可以预防和缓解痔疮。

挑痔疗法

挑痔疗法在《黄帝内经》中有记载，“割嘴治痔疮”即在上唇系带（唇系带位于两个正中门牙之间牙根部的牙床上，与上唇内侧黏膜连在一起形成一根细薄的带状物）上端，门齿缝上方的龈交穴位动以小针刀。

挑痔疗法中的痔点挑治法即从患者背部寻找痔点，即稍突出于表皮，如针尖大小，用手指按压不褪色的小丘疹，在常规消毒后，用粗针将痔点表皮挑破，再挑断白色组织纤维，术后用纱布覆盖。这种疗法可消炎、止血、镇痛，能减轻痔疮症状，还能控制患者痔疮的发展。

挑痔疗法起效快，治疗简单，几乎没有不良反应，曾广泛运用于民间，但由于现代医药业的普及，熟练掌握此技艺的大夫并不多。了解其治疗方法有助于我们从中医的角度看待痔疮问题。

清肠道

饮食 + 排毒 + 运动

第九章

运动调理肠道

经常进行体力活动可促进肠道蠕动，疏通身体经络，增强身体抵抗力。轻缓的肠道养保操可以舒缓筋骨，促进血液循环和胃肠蠕动，减少胃肠痉挛。

179招 运动对肠道的好处

运动可以使肠道更健康，现代人的生活节奏比较快，活动量大大降低，长时间久坐、久站就会导致消化不良、便秘等肠道问题。

运动可改善肠道菌群

有研究表明，与久坐者相比，经常运动的人肠道菌群环境更健康。

运动是调节机体免疫力、改善肠道菌群的独立因素。运动可以使肠道中的有益微生物比例增高，短链脂肪酸下降，也就是说运动可以促进肠道细胞保持健康，减少炎症，并可以为肠道提供能量。尤其对体形较瘦的人来说，运动带来的肠道菌群改善效果更明显。

“轻运动”，疏通经络

“轻运动”可以理解为负载小、能耗低、强度小的运动。其优点是不受时间、地点、运动器材的限制，随时随地都可以做。中国传统五禽戏、八段锦、太极拳等，“舶来品”瑜伽、普拉提、健身操等都是“轻运动”，非常适合老年人练习，年轻人在上学、上班或居家时也可以抽空练习，可以疏通经络、舒缓神经。

人的身体有十二经络，其中大肠经、小肠经如果循行不畅，不仅会导致腹痛、腹胀、便秘等问题，还会诱发口腔溃疡、痔疮、头痛、肩痛、背痛等问题。每日起床后、临睡前以空拳捶打这两条经络，可缓解肠道不适。

持续运动，获得好心情

生活中我们一定有这样的体验：心情好的时候，往往食欲也好，而当郁闷、焦虑、压力大的时候，就会食欲不好或消化不好。心情愉悦、情绪舒畅有利于肠道消化与排毒。运动可以促进身体多巴胺和内啡肽的分泌，使人心情愉悦，预防抑郁，同时促进肠道蠕动，调节内分泌。

180招 运动的注意事项

要想通过运动来调理肠道，还需要注意运动方法，选择适合自己的、正确的运动方式，量力而行，并且要持之以恒，才能起到促进健康的作用。

量力而行

根据自己身体的状况和年龄选择合适的运动方式，可以每天逐步增加锻炼时间。运动的减重、强身效果并不由出汗量、疲惫感、运动时长等表面现象决定。

运动的时间

最好饭前1小时或者饭后1小时进行运动。运动完立即进食、饭后立即运动都会影响胃肠的消化，易导致腹痛、恶心、呕吐等胃肠道不适症状。早上起床空腹也不适合运动。

不宜空腹运动

空腹运动在身体处于脱水、缺能量的情况下易造成低血糖等不适，严重时还会出现心律失常、晕厥。

运动贵在坚持

运动需要长期坚持，每天至少30分钟，每周至少5次是比较合理的运动频率。以运动后虽然有轻度疲劳感，但可以较快恢复的运动强度为佳，切忌心血来潮就进行一次剧烈运动或长时间运动，这样容易造成肌肉损伤，也不利于运动习惯的养成。

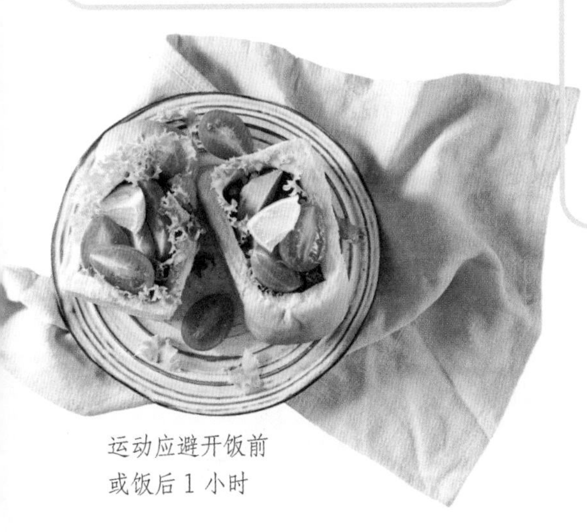

运动应避开饭前或饭后1小时

181招 胃肠不好，试试慢跑

胃肠功能较差的人不适合进行快跑等剧烈运动，因为有可能会引起胃出血等症状。慢跑、游泳、骑自行车等有氧运动对身体更有益。

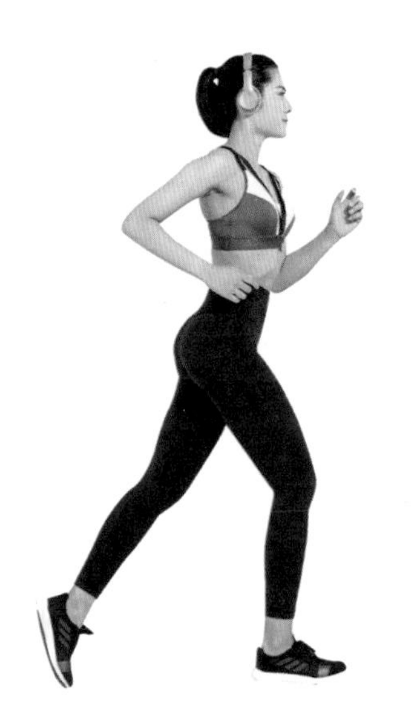

慢跑可以使心跳保持在一个相对稳定的频率，体内血液循环也更畅通，更有利于肠道的保养。长期坚持慢跑可以改善睡眠质量，使新陈代谢较顺畅，还有助于减肥塑形。

慢跑有助于提高人的综合身体素质。跑步时需保持上半身正直，下半身放松，双眼注视前方，不要低头，手自然放松，每次的跨步依靠身体向前倾斜的力量提腿前进，而不是蹬地前进。跑步前需要做热身，跑完则需要做拉伸运动。

182招 跳一跳，肠道好

跳绳可以频繁地震动内脏，刺激肠道的蠕动，有利于肠道营养的吸收和废弃物的排出，对缓解胃肠功能失常、消化不良而导致的便秘有很好的效果。

跳绳时，如果跳得过高，小腿向后弯曲太多，易导致腓肠肌过度紧张，小腿疼痛；而小腿绷直，跳得过低，则会导致膝盖受伤。正确的姿势是脚尖点地，跃起时，身体自然弯曲，呼吸节奏保持均匀。跳绳之前可进行几组俯卧撑以拉伸肌肉；跳绳结束时，可以进行几组压腿、拉腿等拉伸动作。

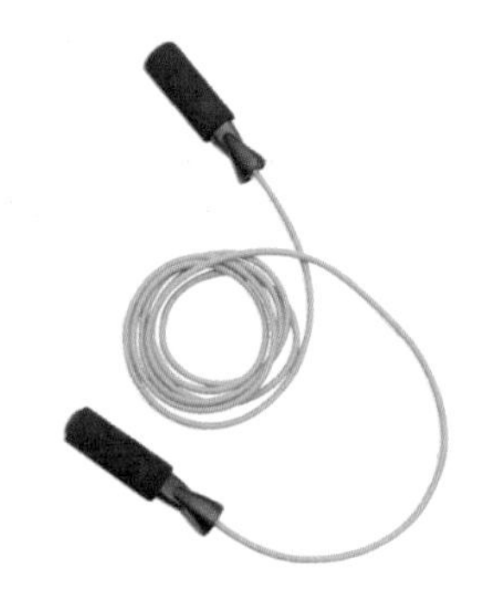

183招 太极拳，健胃肠

五禽戏、太极拳、八段锦等传统健身操有很好的养生功效，通过伸筋拔骨、呼吸吐纳，使身体健康、延年益寿，深受老年人喜爱，年轻人也可练一练。

打太极拳能促进血液循环，使各脏器的供血增加，同时腹式呼吸可改变腹内压，使腹腔内多个脏器受到持久而有节律的按摩，对消化系统特别是胃肠功能有良好的影响。

184招 五禽戏，调理胃肠

五禽戏，相传是由东汉医学家华佗创作，是中国传统导引养生的一个重要功法。五禽戏通过模仿虎、鹿、熊、猿、鹤5种动物的动作和姿势，舒展身体、活络筋骨。常练五禽戏不仅能调理脾胃、养筋疏肝、活络全身筋骨，而且能增强老年人的下肢稳定性。

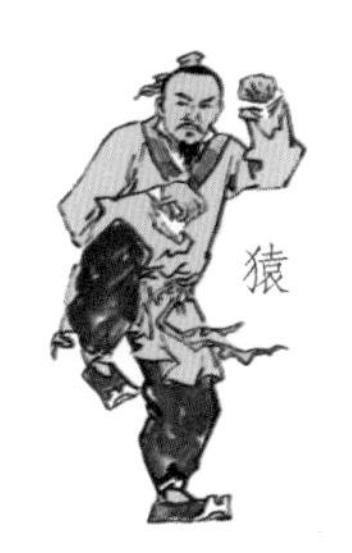

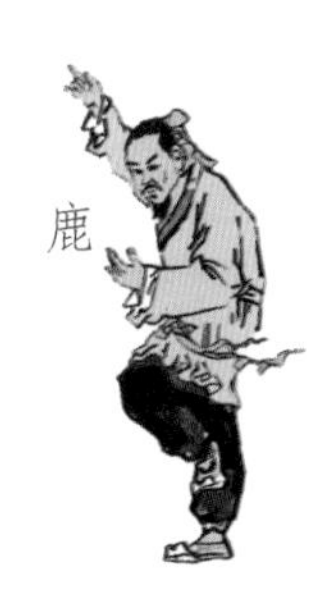

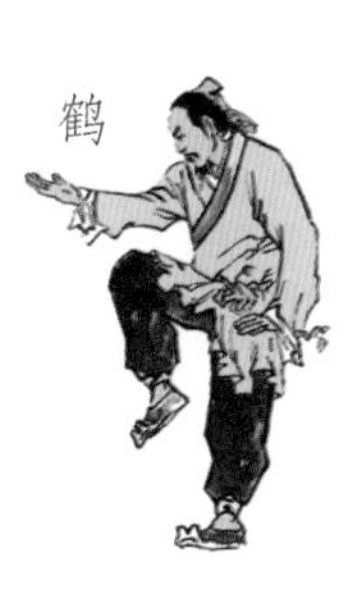

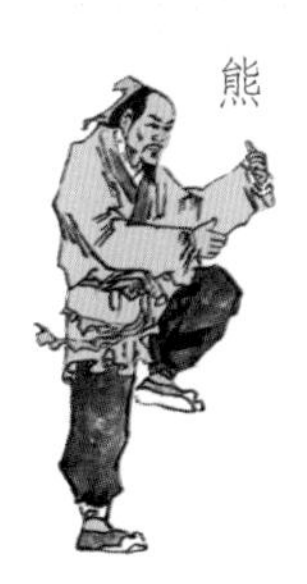

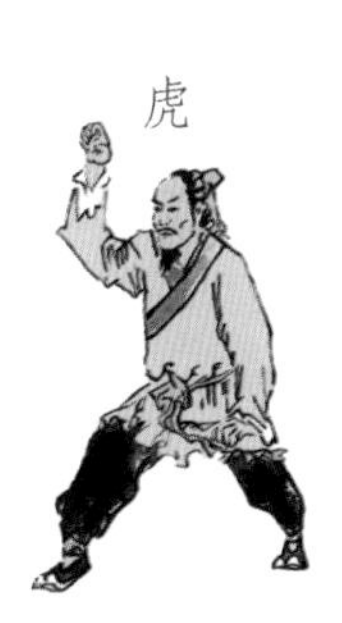

常练五禽戏可以促进消化，改善睡眠，强健胃肠，增强食欲，对腹痛、腹胀、便秘、腹泻等症状有一定的改善作用。

185招 腹式呼吸法

当我们感到焦虑时，更多采用的是浅而快的胸式呼吸，但当我们采用腹式呼吸时，更容易保持身体的自然放松。腹式呼吸有很多好处，可以提高大脑和肌肉组织的供氧量，刺激神经系统使情绪稳定，让身体保持安静。

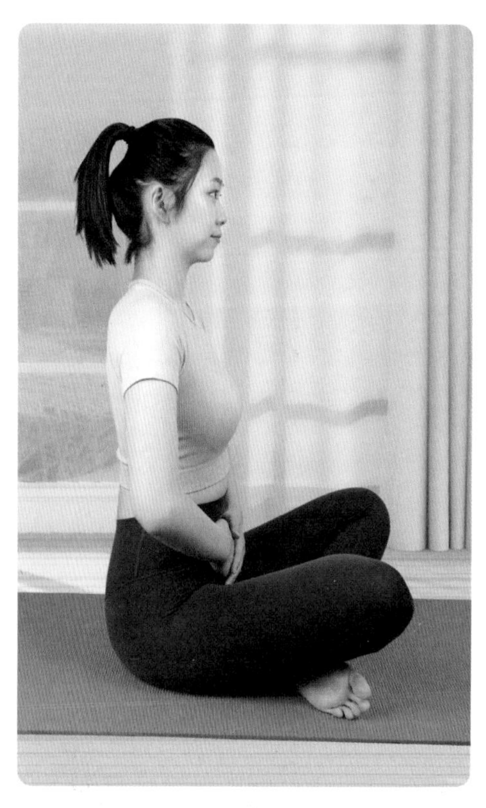

经常采用腹式呼吸可以更有效地排出体内毒素，促进胃肠蠕动

腹式呼吸法的练习方法如下。

❶保持盘腿而坐的姿势，将两手放在腹部，也就是胸腔正下方的位置。

❷鼻子慢慢吸气，让气息通过鼻腔进入肺部，用手感受腹部的隆起，屏住呼吸片刻，慢慢将气由嘴巴吐出。

❸缓慢做 10 次腹式深呼吸，尽量保持呼吸的平稳和均匀，吸气和呼气时可以从 1 数到 4 来感受速度的控制。

❹像吹蜡烛一样，先深吸一口气，短促而有力地哈气。

❺做完前面的几步后，可能感到腹部的肌肉有点累，接着进行一组延长呼吸，每次呼气和吸气都数到 10~20，尽可能坚持久一些，每个呼吸后屏一下气。整个过程就是“慢慢吸气—屏住呼吸（数到 10)—慢慢呼气”。

186招 清晨起床，拉伸脚踝

经过了一夜睡眠，清晨醒来后，可以先在床上做一组拉伸运动，活动筋骨，使一天充满能量，同时还有利于促进清晨排便。

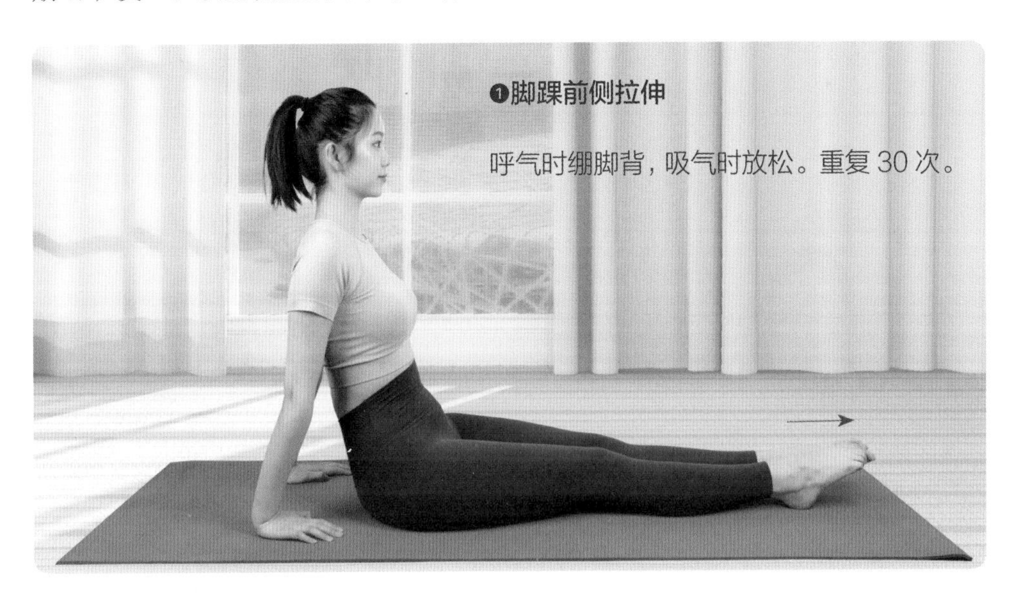

❶脚踝前侧拉伸

呼气时绷脚背，吸气时放松。重复30次。

❷脚踝的旋转

逆时针和顺时针分别转动10次。

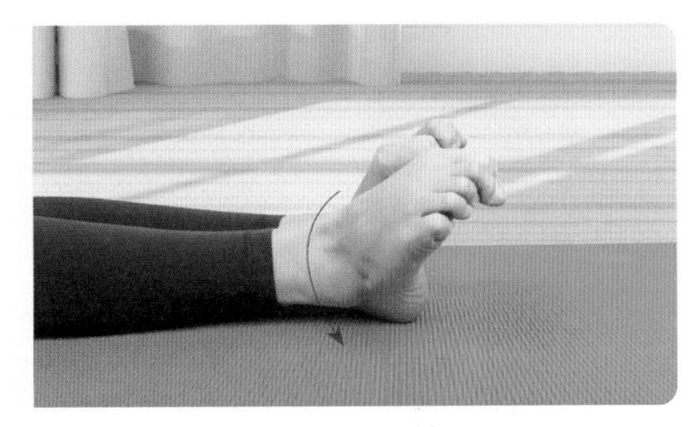

❸脚踝后侧拉伸

吸气时脚回勾，呼气时放松。重复30次。

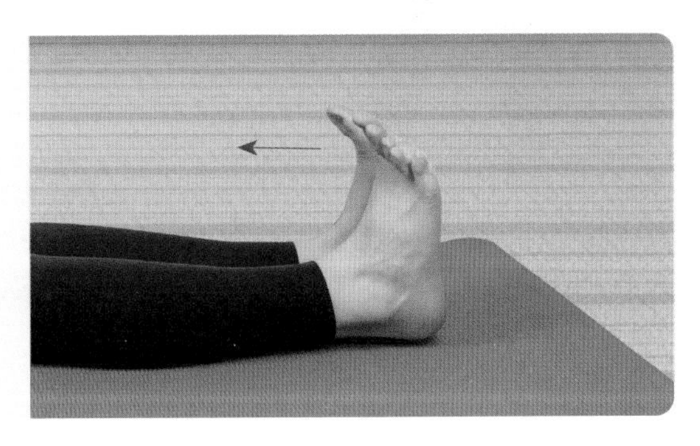

187招 扭肩运动，牵拉腹部

扭肩运动有助于大肠经和小肠经的疏通，可用站姿也可用坐姿，尤其适合学生或办公室白领。

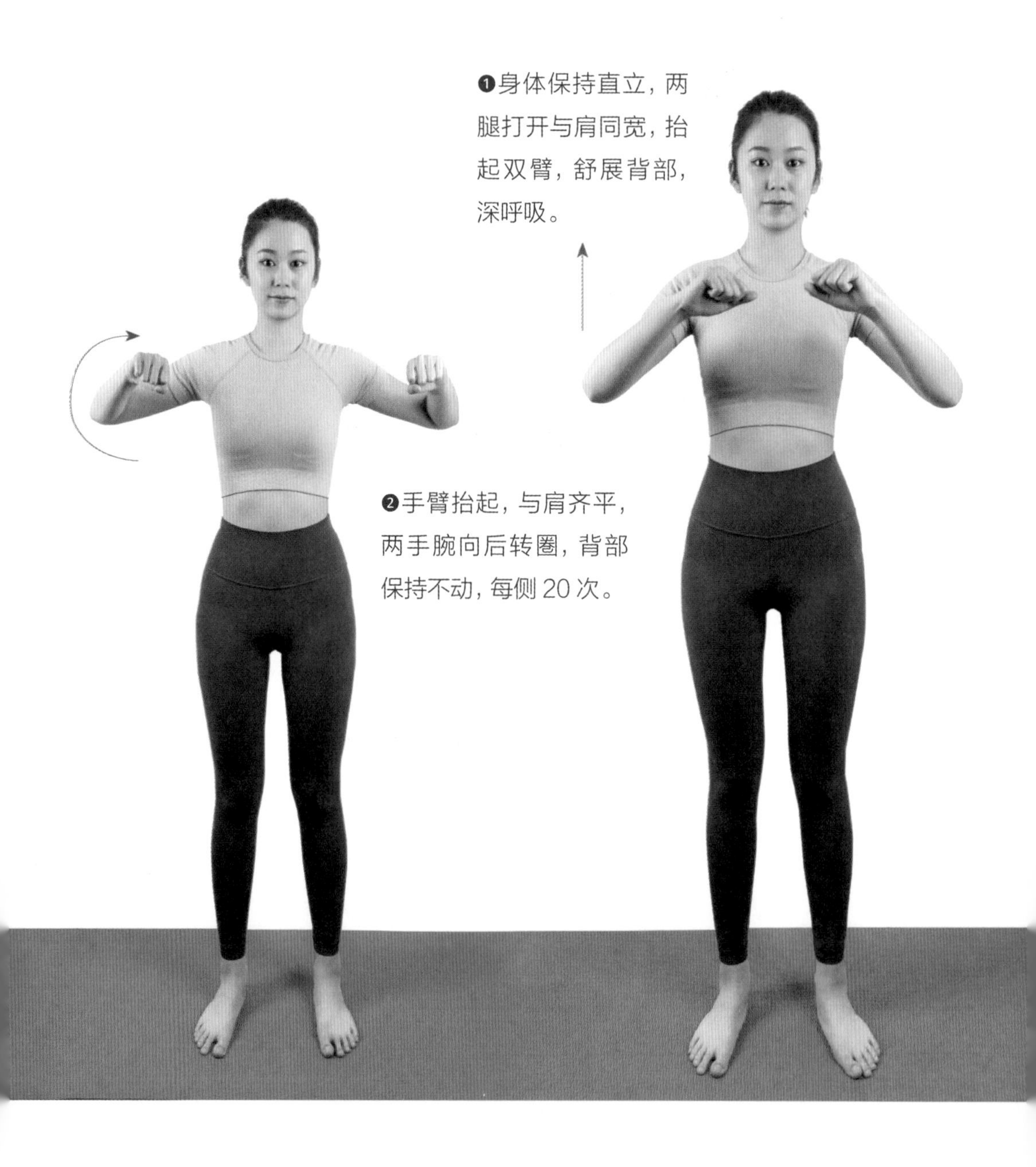

188招 肩部拉伸，缓解腹胀

经常拉伸肩颈可以牵拉腹部肌肉，激活肠道动力，缓解腹胀、消化不良等症状。这套动作基本不受场地限制。

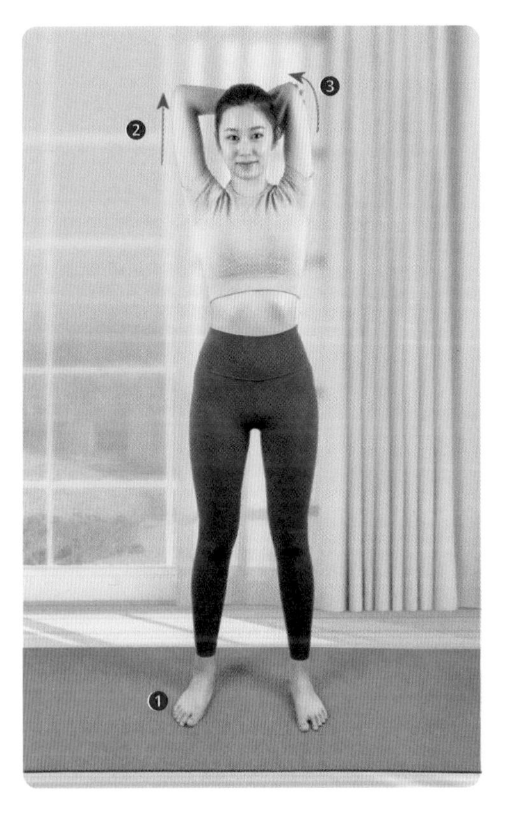

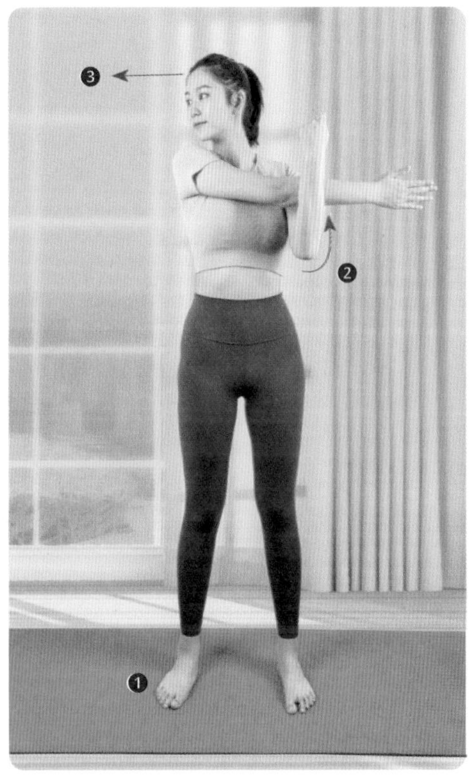

左右肩后侧拉伸

❶身体站直，挺胸。

❷左臂上举至耳边，肘关节最大幅度折叠。

❸右手扶在左侧肘关节上，向右后方拉。保持 20 秒。

❹同样，做右臂后侧拉伸。

左右肩前侧拉伸

❶双脚站立与肩同宽。

❷将右手水平伸向左侧，左手套住右臂肘关节处。

❸左臂渐渐向后侧用力，同时头转向右侧，与伸出去的手掌方向相反。这个过程躯干保持面向前方，保持 20 秒。

❹同样，右肩前侧拉伸。

189招 扭腰练习，预防便秘

腰腹处于人体枢纽位置，适当进行腰骶部活动，可以促进胃肠蠕动与消化液的分泌，长期坚持，可改善便秘。

❶盘腿坐姿，吸气，双臂平展开侧平举。

❷呼气，双臂与躯干同时向左扭转，停留 30 秒。换反侧练习。

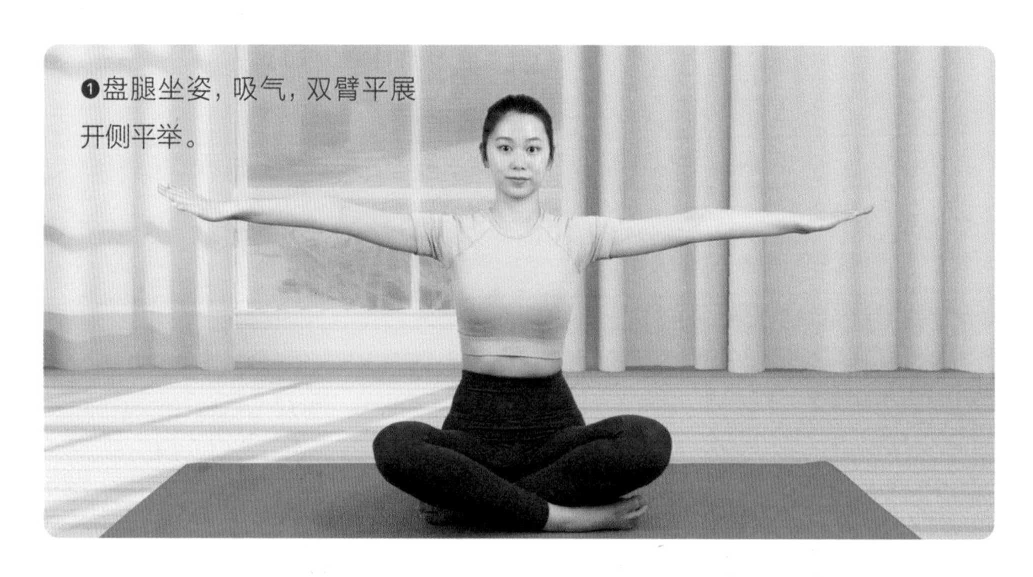

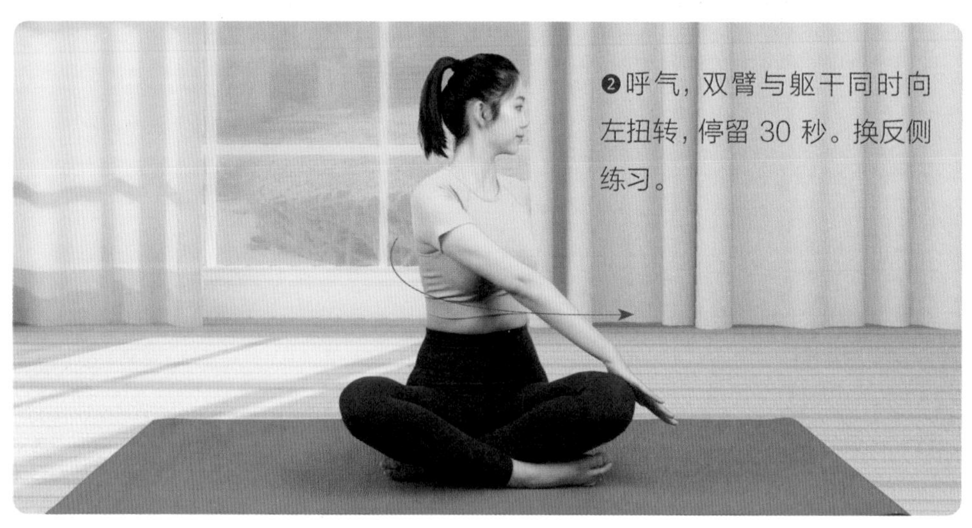

190招 坐姿脊柱拉伸，适合久坐者

久坐、久站都容易使我们的肩部不自觉往前倾、腰腹呈往后窝的状态。这时胃肠长时间处于“蜷缩”的状态，极易引起消化不良。坐姿脊柱拉伸运动可以使肩部和脊柱延展，打开胸腔，舒展腹部，刺激排便。

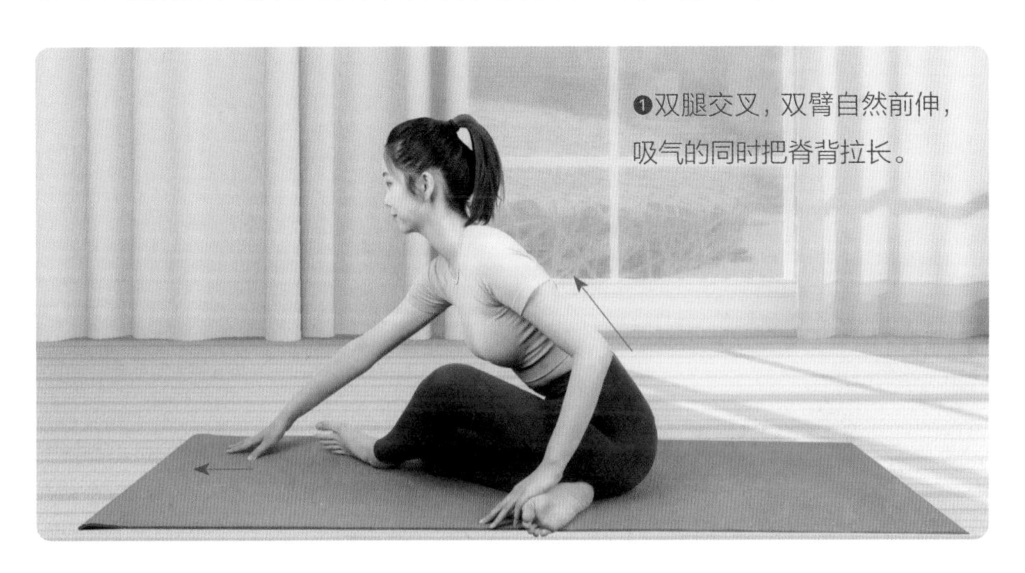

❶双腿交叉，双臂自然前伸，吸气的同时把脊背拉长。

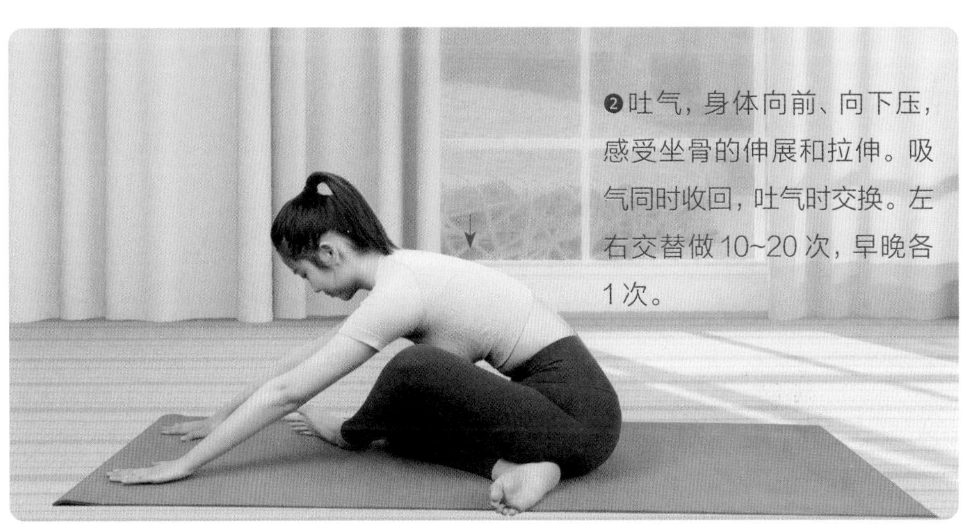

❷吐气，身体向前、向下压，感受坐骨的伸展和拉伸。吸气同时收回，吐气时交换。左右交替做10~20次，早晚各1次。

191招 卧式扭转，促进肠道蠕动

卧式扭转可以锻炼腰腹力量，同时有效刺激小肠经、膀胱经和胆经，刺激排泄功能。

❶卧位，双手扶住膝盖。
❷使用腰腹的力量，将身体轻轻地向右摇摆，让右手臂接触地面，回到中间。
❶
❷

❸呼气，向左侧摇摆，让左手臂接触地面。吸气回正，呼气再转到右侧。左右交替做10~20次。
❸

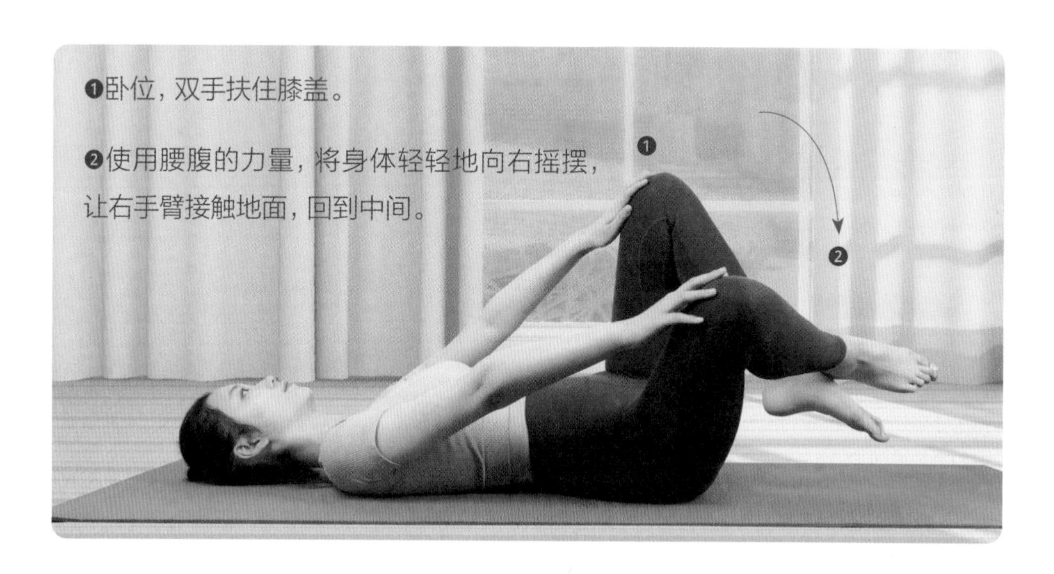

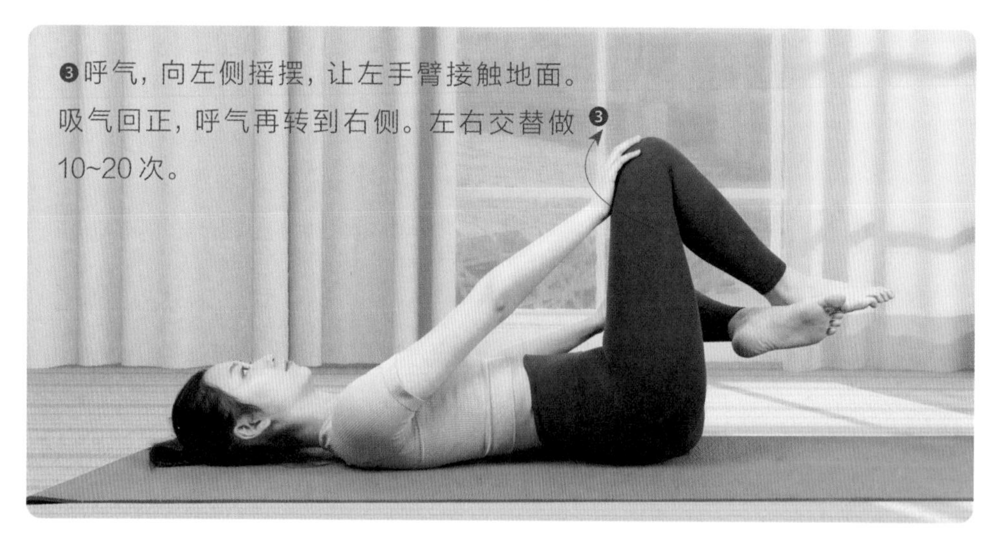

192招 深蹲，锻炼腰部肌群

深蹲能让腰部、腿部、臀部等肌群都得到锻炼。

深蹲的动作要领：膝盖朝着脚尖的方向，双膝不能内扣。脚后跟紧贴地面，腰部保持挺直的同时不要过度前倾，保持重心，放在臀部，稍微前倾即可。每次10~15次，间歇1分钟，每次训练5~6组即可，隔两天训练1次。

注意：高血压患者、心脑血管疾病患者以及孕妇不宜做深蹲，可以做如图所示的半蹲。

❷重心放在臀部向下深蹲。

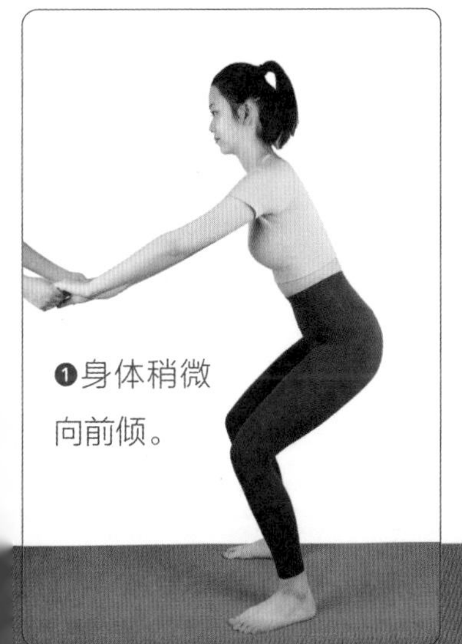

❶身体稍微向前倾。

193招 胸膝卧位，可缓解痔疮

在做胸膝卧位这个动作时，臀部处于整个身体的最高处，高于心脏水平，有助于改善直肠肛门处静脉的回流，消除肛垫充血、水肿。配合提肛运动，可以有效预防和辅助治疗痔疮。

俯卧在床上，双膝弯曲，双腿分开与肩同宽，臀部抬高，胸部贴近床面，双手平贴在床上，胸部尽量贴床面，脸部偏向一侧。

保持这个动作 15 分钟为 1 次，每日 2 次，连续做 1 周。

做此动作前要排空膀胱，穿宽松的衣服
胸部向下压，有能力者尽量贴住床面

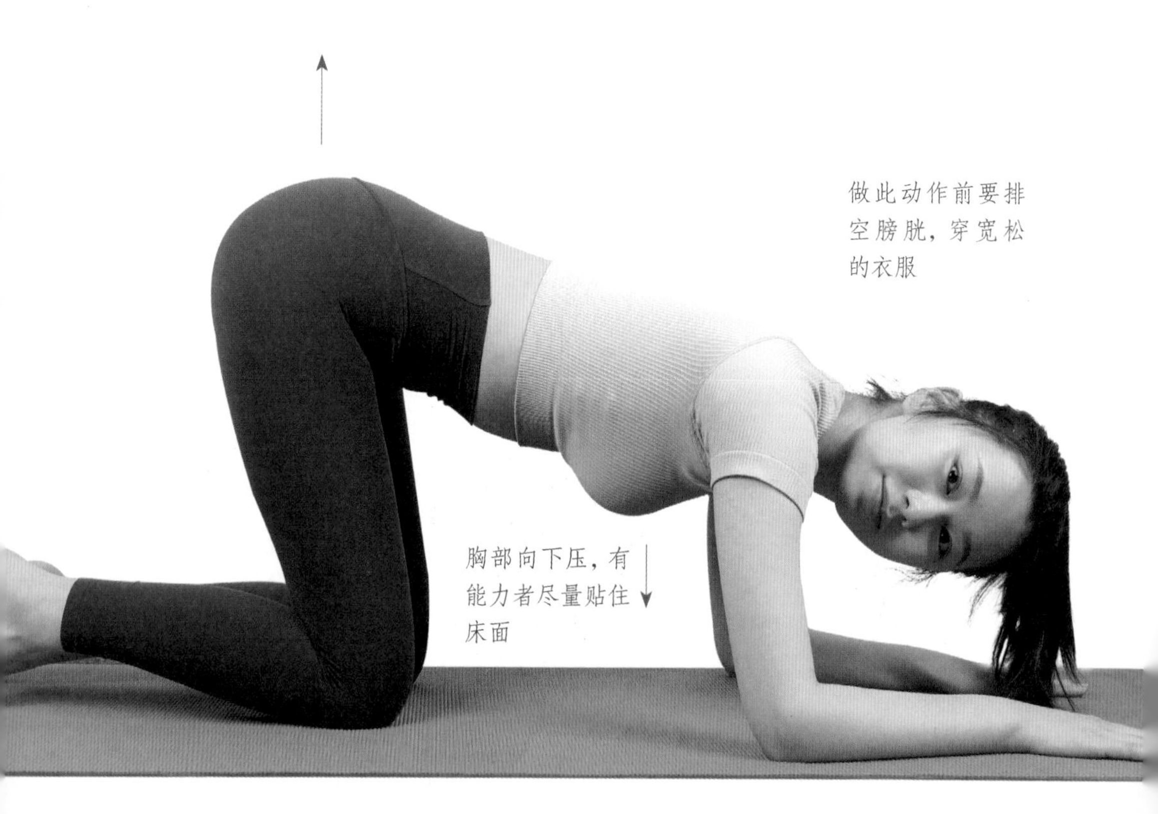

194 招 仰卧抬腿，消除便秘

仰卧抬腿动作通过腹部控制身体平衡和动作协调，每组做 30 次，每次做 2~3 组，可以促进胃肠蠕动，有效消除便秘，缓解肠道下垂。同时，还可以促进下肢血液回流，有一定的瘦腿作用。

取仰卧位，两腿轮流屈伸，感觉就像在蹬自行车一样，小腿与大腿呈 90 度角，双腿交替打开再合拢，运动至稍微出汗为止。

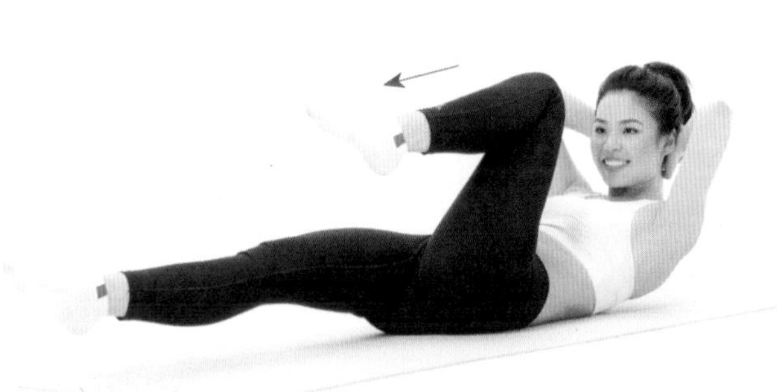

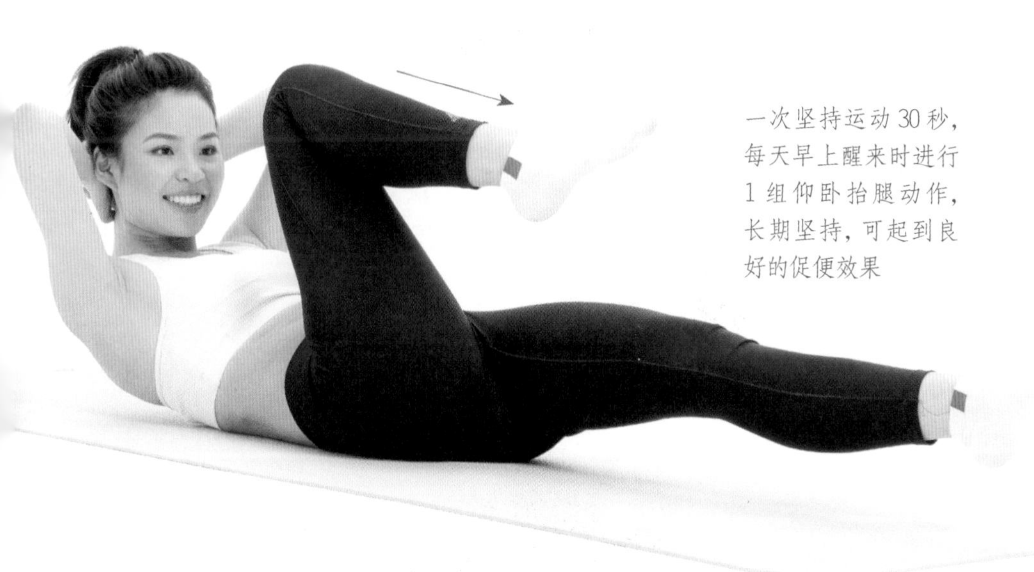

一次坚持运动 30 秒，每天早上醒来时进行 1 组仰卧抬腿动作，长期坚持，可起到良好的促便效果

195 招 髋关节运动，提升排便力

长期伏案工作或保持一个姿势过久，会导致腰椎关节压力过大，脊柱两侧的软组织紧张。腰部有疾通常会影响排便。通过髋关节运动可以缓解腰部压力，提升腰功能，增强排便力。

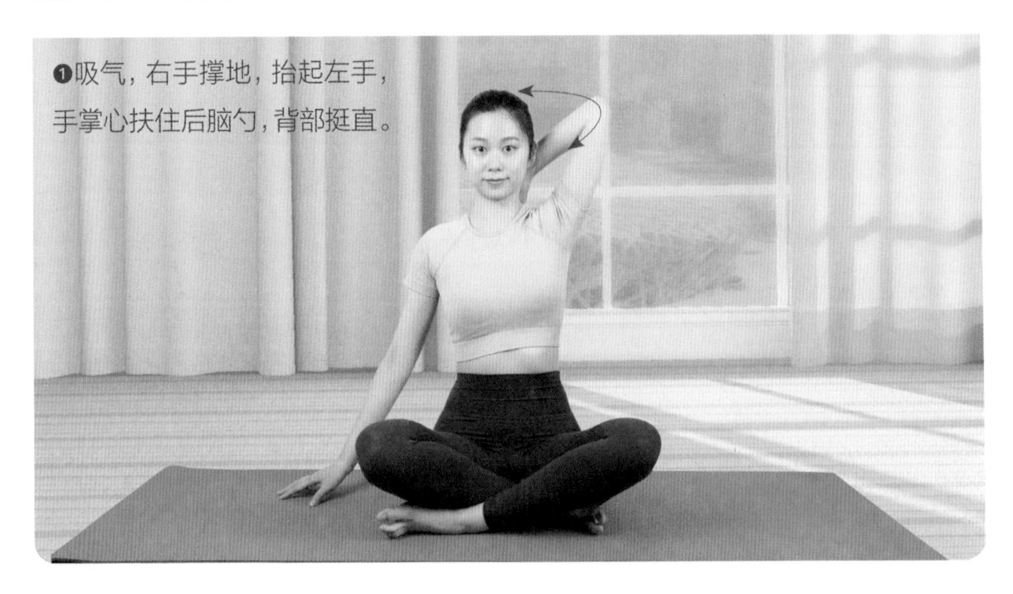

❶吸气，右手撑地，抬起左手，手掌心扶住后脑勺，背部挺直。

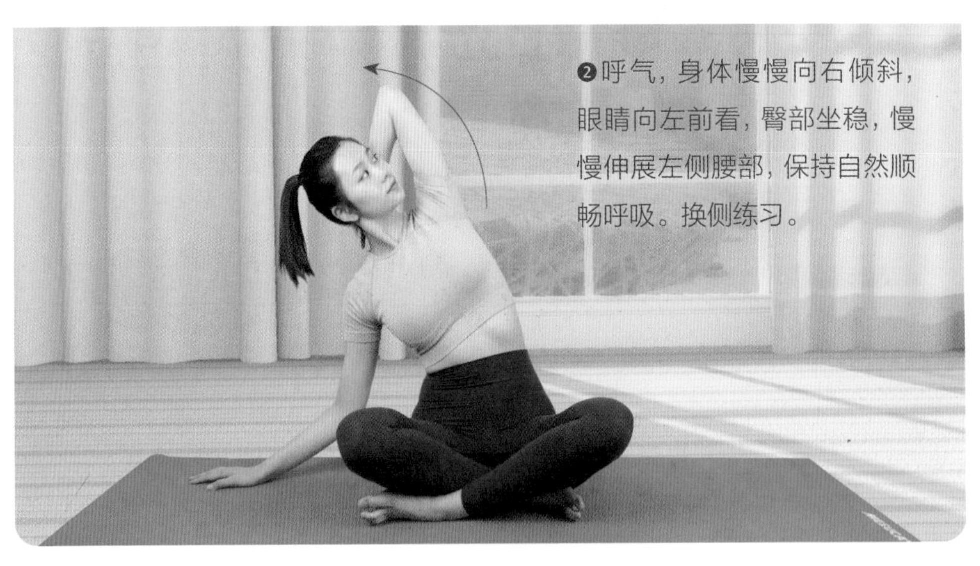

❷呼气，身体慢慢向右倾斜，眼睛向左前看，臀部坐稳，慢慢伸展左侧腰部，保持自然顺畅呼吸。换侧练习。

196招 脊椎运动，牵拉腹部

经常做脊椎运动，有助于身体新陈代谢，促进废物的排出，能提高大脑和其他器官的工作效率，减轻疲劳，使腰部肌肉得到活动，恢复体力和脑力。

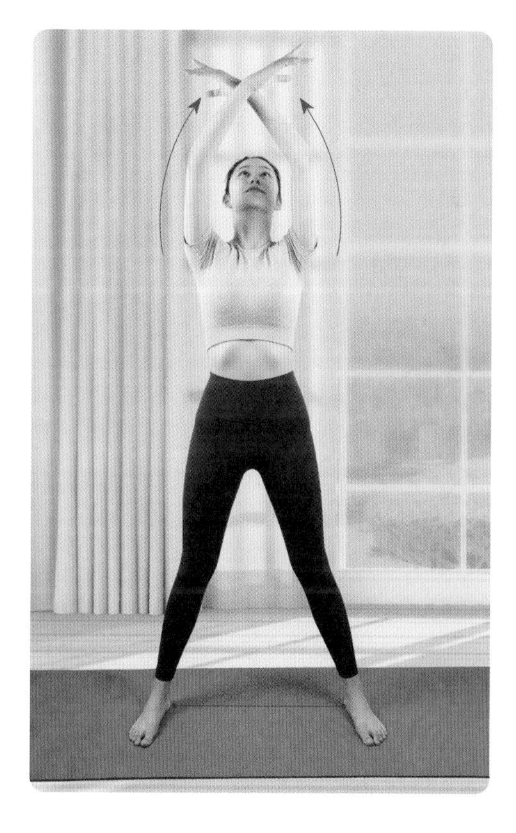

❶双脚张开，3 倍于肩宽，吸气，双手柔和地向上伸展，交叉。

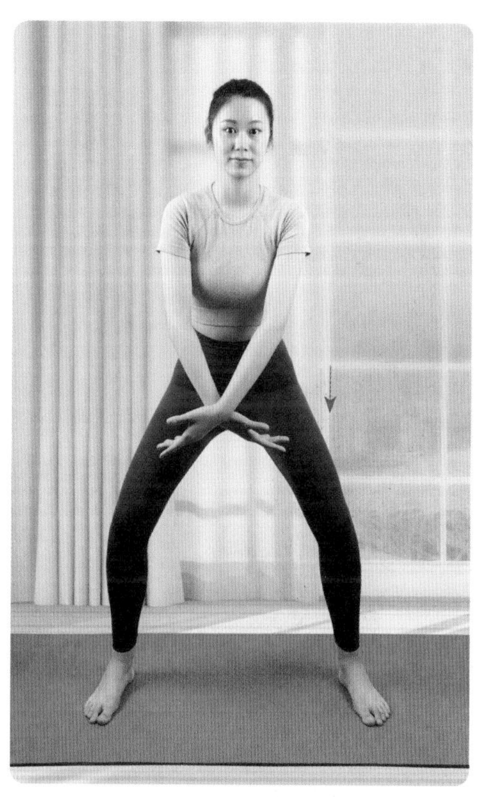

❷呼气，将骨盆骨和髋关节下沉，上下为 1 次，每组 5~8 次，做 8~10 组。

197 招 屈伸弯腰，缓解久坐疲劳

屈伸弯腰可以伸展背部及腿部肌肉，可缓解腹部胀气，促进身体新陈代谢。

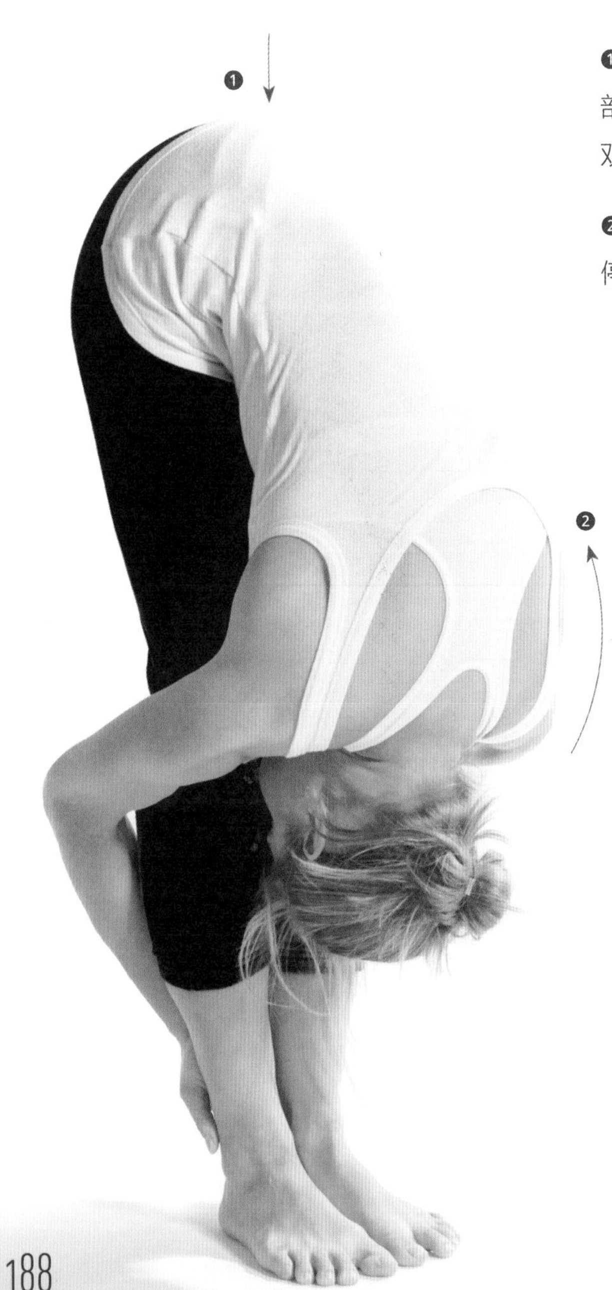

❶ 腿直立，腰部往下弯，手臂及头部下垂，悬在空中，不要强迫自己双手触地，尽量放松。

❷自然起身，感到腰部和背部伸展，停约 1 分钟，重复 3 次。

坚持每天早晚做 2 次

198招 臀桥式，改善便秘

臀桥式也被称为桥式、反向平板撑等，不仅可以使大腿线条更优美，改善骨盆前倾，还有助于缓解便秘，延展脊椎、紧实腹部线条、伸展大腿后侧肌群，是许多运动员常训练的项目。

❶ 仰卧，屈膝两脚掌着地，双腿分开大于臀宽。身体放松，手心朝下。

❷轻轻吸口气，呼气时，将尾骨抬起，保持一会儿。
2
3

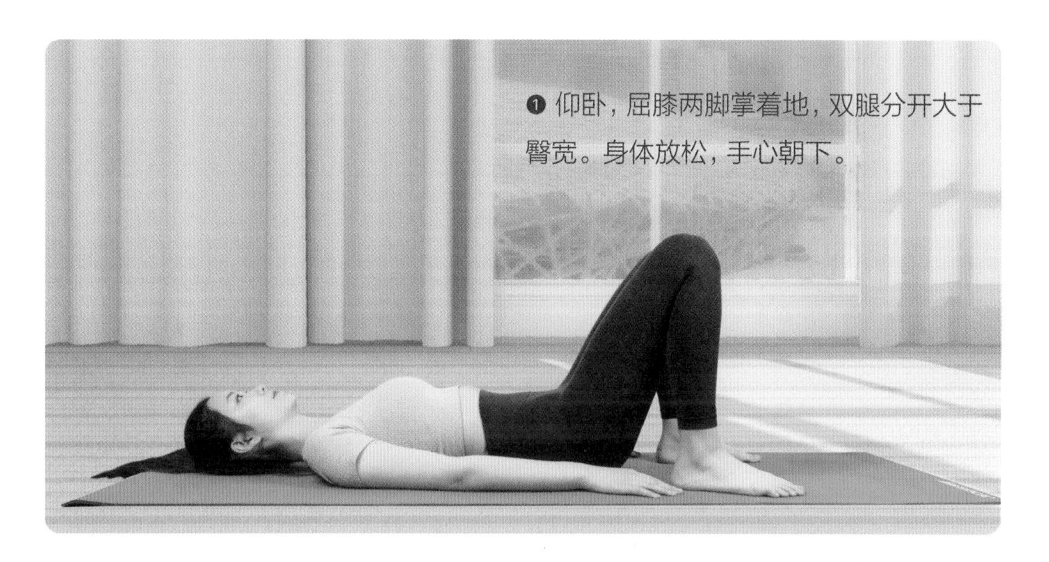

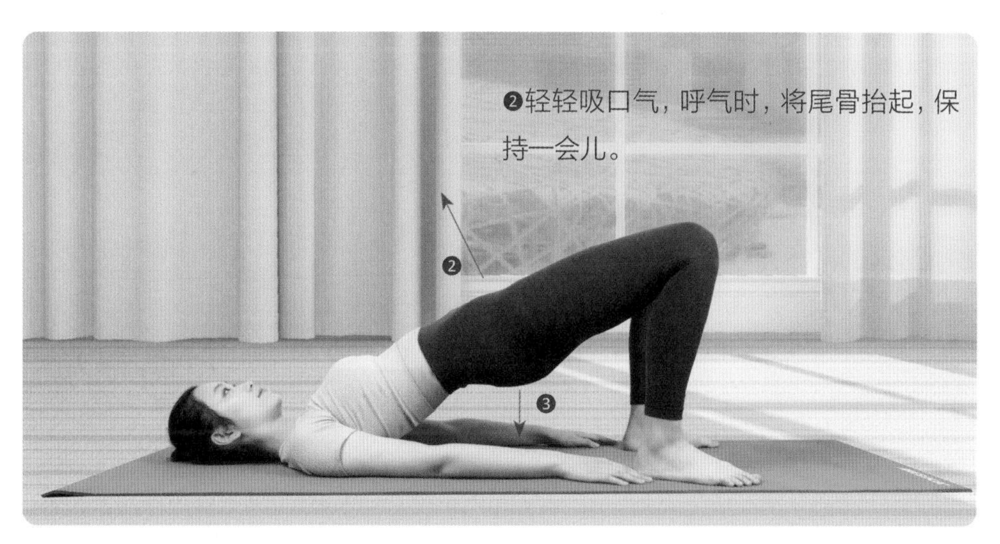

❸慢慢地放下，再次吸气，抬起尾骨，呼气放下。

注：吸气、呼气时，轻轻抬起尾骨、臀部、腰部，幅度以感到舒适为宜。

199招 金刚坐，有助于消化

金刚坐可缓解因为进食过量造成的胃胀，适合在饭后 5~10 分钟进行，可促进消化系统功能，对胃溃疡、胃酸过多等胃肠疾病有一定的调理效果。平常多练习金刚坐，有助于骨盆肌肉的舒展。

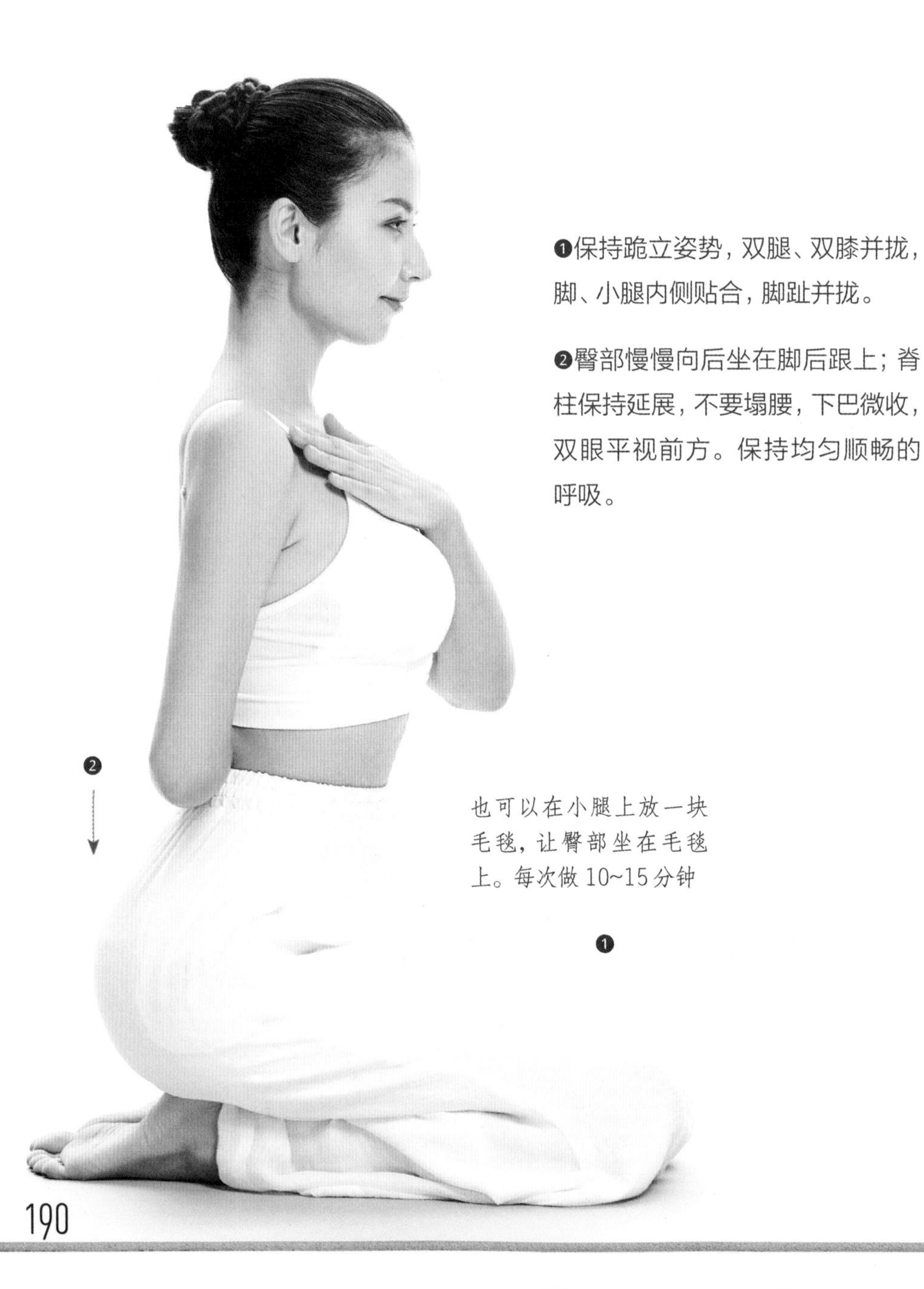

❶保持跪立姿势，双腿、双膝并拢，脚、小腿内侧贴合，脚趾并拢。

❷臀部慢慢向后坐在脚后跟上；脊柱保持延展，不要塌腰，下巴微收，双眼平视前方。保持均匀顺畅的呼吸。

也可以在小腿上放一块毛毯，让臀部坐在毛毯上。每次做 10~15 分钟

200招 伸展侧腰：肠道拉伸

久坐、久站都会使背部肌肉紧张，导致背痛和腰肌劳损。通过背部的伸展运动，可以锻炼腰背力量，同时还可以促进肠道蠕动，缓解便秘。

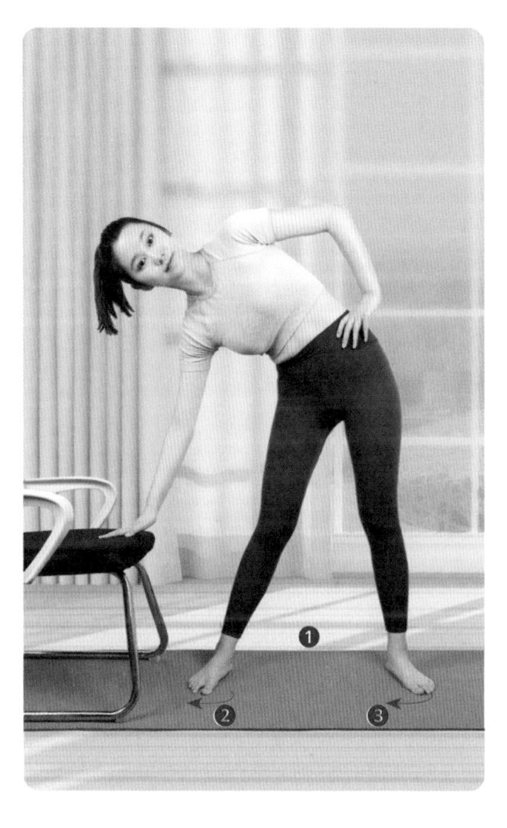

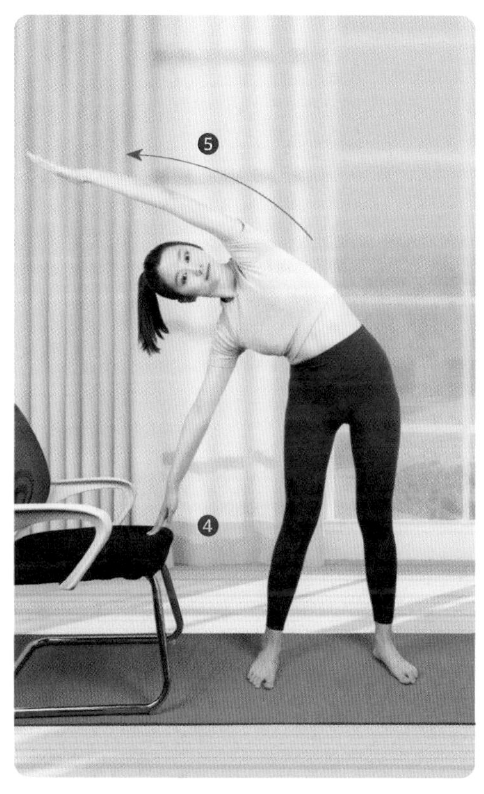

❶ 双腿分开 2 倍肩宽。

❷ 右脚向外 90 度角。

❸ 左脚尖向内 30 度角，双手叉腰。

❹轻轻吸气，呼气时将身体倒向右侧，眼睛看向右脚尖，放下右手扶住椅子。

❺ 吸气，抬起左手臂向上，眼睛看向前方，尽量伸直双腿。换另一侧练习。

图书在版编目(CIP)数据

清肠道：饮食＋排毒＋运动 / 赵迎盼编著. －北京：中国轻工业出版社，2022.4
ISBN 978-7-5184-3717-7

Ⅰ. ①清… Ⅱ. ①赵… Ⅲ. ①肠－保健－基本知识 Ⅳ. ① R574.01

中国版本图书馆 CIP 数据核字 (2021) 第 223303 号

责任编辑：付　佳　罗雅琼　　责任终审：劳国强　　封面设计：伍毓泉
策划编辑：罗雅琼　　责任校对：朱燕春　　责任监印：张京华
版式设计：奥视读乐

出版发行：中国轻工业出版社（北京东长安街 6 号，邮编：100740）
印　　刷：北京博海升彩色印刷有限公司
经　　销：各地新华书店
版　　次：2022 年 4 月第 1 版第 1 次印刷
开　　本：710×1000　1/16　印张：12
字　　数：200 千字
书　　号：ISBN 978-7-5184-3717-7　定价：49.80 元
邮购电话：010-65241695
发行电话：010-85119835　传真：85113293
网　　址：http://www.chlip.com.cn
Email：club@chlip.com.cn
如发现图书残缺请与我社邮购联系调换
210322S2X101ZBW